낭만 환자를 만나다

간호사

송상아 지음

오늘도

_____ 님의

낭만을 응원하며,

_____ 드림

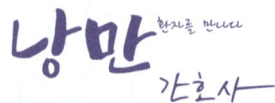

| 첫째판 | 1쇄 인쇄 | 2022년 8월 1일 |
| | 2쇄 인쇄 | 2022년 12월 8일 |

지 은 이 ｜ 송상아
발 행 인 ｜ 모형중
편 집 인 ｜ 모형중
북 디 자 인 ｜ 이명호, 홍민선
일 러 스 트 ｜ 강민애

발 행 처 ｜ 포널스
등   록 ｜ 제2017-000021호

본   사 ｜ 서울시 강북구 노해로8길22, 3층
강 북 지 점 ｜ 서울시 강북구 삼양로104, 1층
전   화 ｜ 02-905-9671 Fax. 02-905-9670

ⓒ포널스 2022년, 낭만 간호사

본서는 지은이와의 계약에 의해 포널스에서 발행합니다.
본서의 내용 및 삽화 일부 혹은 전부를 무단으로 전재 및 복제하는 것은 법으로 엄격히 금지되어 있습니다.

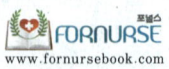
www.fornursebook.com

📚 도서 반품과 파본 교환은 본사로 문의하시기 바랍니다.
📚 검인은 지은이와의 합의로 생략합니다.

ISBN: 979-11-6627-325-4 93510
정 가 : 22,000원

prologue

낭만 (浪漫) [명사]

현실에 매이지 않고
감상적이고 이상적으로
사물을 대하는 태도나 심리.
또는 그런 분위기.

'하늘을 거닐다가, 아픈 이들의 하늘에 달과 별을 띄워요.'

제 인스타그램의 가장 첫 줄에 자리하고 있는 문장입니다. 걸어온 서른넷의 인생을 돌아보면 꽤 파란만장했습니다. 고교 시절부터 외국을 떠돌다가 문득 선망하던 승무원이 되어 하늘을 거닐다가 지금은 아픈 이들의 어두운 하늘에 달과 별을 띄우는 간호사로 살고 있답니다. 거기에 이 책이 나오면 저는 앞으로 작가라 불릴지도 모르겠습니다.

'언젠간 내 이름으로 된 책 한 권을 꼭 쓸 거야'라고 말했던 꼬맹이의 허풍이 이렇게 빨리 이루어질 줄 꿈에도 생각하지 못했습니다. 인생이 말한 대로 이루어지는 줄 알았다면 억만장자가 될 거라고 말할 것을 그랬나 봅니다. 하지만 이 책에 담긴 이야기들은 억만금을 줘도 겪을 수 없는 이야기들이랍니다.

처음 제가 간호사를 한다고 했을 때 모두가 입을 모아 '간호사 힘들잖아.'라고 말했습니다. 심지어 지금까지 제일 많이 받은 질문은 '후회하지 않아?'입니다. 이처럼 대한민국 간호사는 대다수의 생각처럼 매우 힘들고 열악하고 고된 직업임이 분명합니다. 나아가 병원이라는 곳은 모두가 꺼리는 장소이기도 합니다.

하지만 제가 겪은 이곳에서의 삶은 결코 불행으로만 가득하지는 않았습니다. 해가 떠 있는 낮 동안엔 보이지 않던 별들이 어두운 이곳에서는 얼마나 찬란하게 빛나는지 모릅니다. 평범한 삶 속에서는 쉽게 찾을 수 없었던 진짜 행복과 낭만을 느끼며 뜨겁게 경험할 수 있었습니다. 돌아보면 오히려 행복한 순간들로 가득합니다.

많은 이들에게 '죽음'이라는 단어를 가장 먼저 떠올리게 하는 암 병동에서의 8년.

낭만이라고는 한 톨도 없을 것 같은 이곳에서 저는 매일 숨어있는 낭만을 찾아 헤맸고, 그렇게 하루하루 찾아낸 소중한 이야기들을 이 책에 담았습니다.

오늘도 하루라도 더 살기 위해 힘겹게 싸우는 우리 환자들에게, 그런 환자를 끌어안고 숨죽여 우는 보호자에게, 이들과 수많은 안녕을 하면서도 정작 안녕하지 못한 간호사들에게 이 이야기들이 찰나의 반짝이는 낭만이 되기를 바랍니다.

<낭만 간호사>에 담긴 이야기는 억만금으로도 살 수 없는 저의 살아있는 경험이지만 혼자서는 마침표를 찍지 못했을 것입니다. 이 책은 많은 이들의 도움으로 완성되었습니다.

세상의 모든 것들을 사랑하고 베풀기를 일러주신 사랑하는 엄마 전경순과 동생 송현아, 한결같은 배려와 사랑으로 지지해주는 나의 반려 최지훈과 모든 가족 덕분에 이 길을 걸어갈 수 있었습니다. 마음 깊이 사랑과 감사와 존경을 전합니다.

인생을 더욱 즐겁게 만들어주는 친애하는 나의 벗 전주이, 김가연, 이지연의 응원 덕분에 지치고 힘든 순간을 이겨낼 수 있었습니다. 언제나 나의 편이 되어주어 고맙습니다.

간호사로 무한한 성장을 하게 해준 중앙대학교 병원 다정관 5병동의 식구들과 윤형숙 전 파트장님께, 그리고 앞으로의 걸음들을 함께할 박해숙 파트장님을 비롯한 101병동 식구들에게 박수와 감사를 전합니다. 특별히 하유정 선생님,

성기효, 이지원이 곁에서 함께 걸어주었습니다. 여러분들과 함께할 수 있어서 매 순간 든든했습니다.

48컷의 공감 가는 일러스트를 맡아주신 강민애 간호사님과 원고 마감을 포기하고 싶었던 순간에 끊임없는 응원과 신뢰를 보내주신 포널스 모형중 대표님께서 저의 완벽한 가디언이 되어주신 덕분에 이 책이 세상에 나올 수 있었습니다.

진심으로 감사드립니다

끝으로, 간호사로 걷는 순간을 낭만으로 가득 채워준 1호 환자 아버지부터 지금까지 만나온 환자들에게 이 책의 모든 페이지를 보냅니다. 이 이야기는 제 것이 아니라 여러분의 것입니다. 당신들과 함께 하루를 더 살아내기 위해 싸웠던 1분 1초를 잊지 못할 것입니다.

지금 이 시각에도 전쟁터를 방불케 하는 병원에서 슈퍼우먼을 담당하는 대한민국의 간호사들에게 뜨거운 존경과 경의를 표하며, 오늘도 반짝이는 낭만을 찾아다니며 외칩니다.

'간호사 하길 참 잘했다!'

Prologue 4

1장 이제는 안녕

01 달 달 무슨 달 …………………………………… 14

02 단 하루만 …………………………………… 21

03 무식이 곧 용기 …………………………………… 30

04 아낌없이 주는 나무 …………………………………… 38

05 아픈 손가락 …………………………………… 44

06 암묵적 살인 …………………………………… 55

07 여수 밤바다 …………………………………… 62

08 열아홉 시한부 …………………………………… 73

09 저 괜찮아요 …………………………………… 82

10 착하게 살걸 …………………………………… 89

11 천국 …………………………………… 97

2장 내일도 안녕

12 달과 별을 띄우는 사람 ··········· 104

13 의사가 되어 돌아온 환자 ··········· 113

14 재발, 제발 ··········· 120

15 진짜 사랑 ··········· 128

16 질문과 답 ··········· 134

17 타이틀전 ··········· 141

18 친구 ··········· 151

19 초진 ··········· 162

3장 오늘도 안녕

20 귤 ······ 170

21 눈에는 눈 이에는 이 ······ 175

22 단팥빵 ······ 182

23 세신사 ······ 187

24 안돼 ······ 193

25 역지사지 ······ 199

26 유일한 낙 ······ 208

27 자린고비 ······ 214

28 칠성 호텔 ······ 221

29 혼주석의 주인 ······ 230

30 환자, 안녕 ······ 235

4장 언제나 안녕

31 간호사가 된 보호자 ····· 242

32 거짓말쟁이 ····· 248

33 꼭꼭 씹어라. 머리카락 보일라. ····· 253

34 눈엣가시 ····· 258

35 담아 닮다 ····· 262

36 라떼는 말이야 ····· 267

37 명품의 늪 ····· 271

38 삼 교대의 연애 ····· 275

39 스트레스 한 컵 ····· 280

40 어떤 간호사가 될까? ····· 286

41 아들 둘, 딸 하나 ····· 292

CONTENTS

42 의사와 간호사는 쌈 아니면 썸 ·········· 299

43 이어달리기 ·········· 306

44 인간관계의 인과관계 ·········· 312

45 출근의 이유 ·········· 319

46 캔디 ·········· 323

47 행복한 간호사 ·········· 328

Epilogue   334

추천사   339

포널스 도서 ·········· 342

1장

이제는 안녕

달 달 무슨 달 [1]

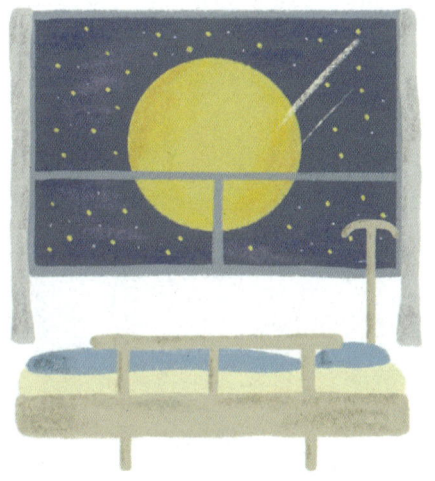

'뚜벅 뚜벅'

오늘의 첫 입원환자가 걸어들어온다. 움푹 꺼진 볼 사이로 깊게 팬 주름이 보인다. 손대지 않아도 알 수 있을 푸석한 피부가 구릿빛 어두움을 띈다. 어디로 가야 하는지 길을 찾는 검은 눈동자 뒤로 흰자위가 현저히 노랗다.

반소매 아래로 내려온 가느다란 팔과 다르게 그 옆의 배는 동그란 수박 같다. 다가오며 서글서글한 말투로 농담을 내던지는데 코끝에 알코올의 내음이 스친다.

아! '알코올성 간경변증' 환자다.

6년을 병원에서 일하면서 환자들의 겉모습만 보고도 웬만한 질병을 알아차릴 수 있을 정도이다. 특히나 간암, 알코올성 간경변증 환자들은 병이 진행되면 병색이 겉으로 확실히 드러나는 편이라 더욱이 알아차리기가 쉽다. 우리 몸에서 가장 큰 장기인 간은, 크기만큼이나 대단히 많은 기능을 담당하고 있는지라 한 번 손상되면 끊임없이 몸의 구석구석을 망가뜨리고, 병의 진행을 알아차렸을 땐 대부분 회복이 어렵다. 보통은 진행을 더디게 하는 치료를 위주로 진행하고 최후에는 간이식을 고려해야 하는 상황이 닥친다.

이러한 간 환자들에겐 저승사자만큼이나 무서운 것이 두 가지 있다. 바로 '식도정맥류 출혈'과 '간신 증후군'이다.

의료진에게 '식도정맥류 터졌어요!'라는 외침은 저승사자의 손짓과 다름없다. 꽤나 간의 질병이 진행된 환자의 식도정맥류가 터지면 모든 것을 다 뒤로하고 달려들어야 하는 초응급 상태이기때문이다. 식도정맥류가 터지면 멀쩡했던 환자는 순식간에 어마어마한 양의 피를 토하기 시작한다. 우리는 터진 혈관에서 뿜어져 나오는 피보다 더 빠르게 혈액을 주입해야 하고 중력의 힘으로는 부족하여 저마다 달려들어 손으로 혈액백을 짜주고 다른 팔로는 수액을 들이붓기 시작한다. 혈액량 감소 쇼크가 오기 전에 내시경실에 내려 빠르게 지혈 술을 시행하지 않으면 환자는 우리의 생각보다 빠른 시간 안에 사망에 이르게 된다.

환갑 즈음 된 아저씨는 오래된 간암 환자로 동맥을 통해 암세포를 죽이는 간동맥 화학색전술을 세 번 시행한 환자였다. 이미 앞서 말한 식도정맥류 출혈로 두 번의 요단강을 건넜다가 구사일생으로 헤엄쳐서 나오신 분이다. 2주 전부터 급격한 식욕감퇴와 더불어 전신 위약감이 심해지고 온몸이 노래지는 황달 증상을 보여 입원을 왔다. 입원 후 혈액검사와 CT를 진행했고 결과적으로 간에 있던 3cm의 암 외에도 쓸개에 2cm의 암이 자라나고 있는 상태였다. 결과를 듣기 위해 앉아있는 환자에게 주치의는 안타까움이 가득한 얼굴로 쓸개에도 암이 생겼음을 알린다.

환자는 웃으며 대답한다.

"아이고, 암이 하나 또 생겼어요? 하나나 두 개나 똑같죠, 뭐. 허허"

역시, 알코올성 간경변증 환자의 대답은 달라도 다르다.

환자의 말대로 똑같았으면 좋았을 새로운 암세포는 굉장히 빠르고 독하게 환자를 공격하기 시작했다. 쓸개에 자리한 암세포는 순식간에 불어나 담도를 막아버리며 쓸개가 제 일을 하지 못하게 만들었고, 장기 하나를 잃은 몸은 천천히 생기마저 잃어가기 시작했다.

그렇게 전신의 상태가 악화하면서 우려했던 두 번째 저승사자인 '간신 증후군'이 찾아왔다. 간신 증후군은 간 환자의 마지막 관문이라고 부르는데, 신장과 간의 합작으로 몸의 모든 장기를 망가뜨려 소생 불가능한 상태로 만드는 매우 불량한 예후의 합병증이다. 간신 증후군이 진행되고 있는 환자의 신장 수치는 빠르게 치솟았고 이에 따라 수분이 정체되어 뼈만 보였던 팔과 다리가 살짝이라도 찌르면 터져 나갈 듯이 빵빵하게 부풀어 올랐다. 뱃속에는 물이 차기 시작했고 숨을 쉬기 위해 결국 관을 꼽아 빼내야 할 정도가 되었다.

상태 악화로 중환자실로 이실 한 환자는 간신 증후군에 사용되는 마지막 약제를 사용해봤지만, 신장 수치의 변화가 없었고 환자와 보호자는 더 이상의 치료가 무의미함을 깨닫고 임종을 준비하기 위해 일반병실로 돌아왔다. 여느 때와 다름없던 출근길에 달이 유독 노랗고 밝았던 날, 노란 보름달을 보곤 황달로 노란빛 피부의 동그란 환자 얼굴이 떠올라서 핸드폰 카메라로 하늘의 달을 담았다. 병원에 도착하자마자 환자에게 달 사진을 보여주며 농담을 건넸다.

"오늘 밤하늘의 달이 꼭 환자분 같아요!
노오랗고 밝은게 이것이 바로 황달인가요?"
"달 달 무슨 달 황달같이 노란 달, 어디 어디 떴나?"

나의 재롱잔치에 환자는 '허허' 소리를 내며 산소마스크 속으로 빙그레 웃는다.
유독 노오랗고 예뻤던 달,
내 핸드폰에 담겨있는 그 날 저녁의 달이
이 세상에서 환자가 본 마지막 달이었다.
환자는 입원 온 날로부터 꼭 2주가 되던 날 밤, 2주라고 예상했던 주치의의 말대로 이생에서의 소풍을 마쳤다.

다른 많은 이들과는 다르게 마지막까지 통증으로 고통을 호소하지도 않았고, 숨을 못 쉬어 답답해하지도 않았다. 가족들과 작별 인사를 나눈 후 오랜 시간을 지체하지 않고 심장의 움직임이 멈췄다.

나는 멈춰진 환자의 옆에서 마지막 인사를 전한다.

"아빠, 그동안 고생 많았어요.
이젠 아픔 없는 곳에서 행복하세요.
이렇게 예쁘게 키워주셔서 감사해요.
다음 생에도 꼭 우리 아빠 해주세요.
사랑해요. 사랑합니다."

2017년 5월 18일 오후 9시 20분
이렇게 내 마음에 커다란 달이 하나 띄워졌다.
이 달은 얼마나 밝고 찬란한지,
내 마음 구석의 구석을 비추며
나를 한시도 어두울 새가 없게 만든다.
이 빛으로 나는 사랑하는 내 환자들을 비추며
오늘을 보낸다.

단 하루만 [2]

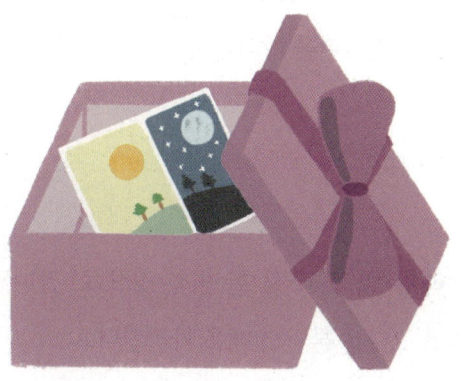

'띠리리 띠리리 띠'

고요한 새벽 세 시, 호출 벨이 울린다. 컴퓨터를 보며 저마다의 일을 하던 간호사들이 기계적으로 튀어 올라 호출기로 달려가서 환자의 번호를 확인한다.

"2호 3번이요."

내 환자다. 서둘러 달려가 보니 처음 보는 여자 환자분이 손가락으로 건너편을 가리킨다.

"네? 앞에요?"

대답하지 않고 다시 한번 손짓으로 건너편 환자를 가리키고 그다음 본인의 배를 가리킨다.

"아, 앞에 할머님이 배가 아프신 것 같아요?"

고개를 끄덕인다.

가리킨 환자에게 가보니 깊은 잠에 빠져 끙끙거리며 배를 만지고 계셨다. 흔들어 깨워 불편한 곳이 있냐고 확인하니 이런, 꿈에서 배를 걷어차이셨다고 한다. 한낱 해프닝으로 마무리되고 호출 벨을 누른 환자분에게 잠꼬대였다고 걱정하지 않으셔도 된다고 말한 뒤 병실을 나왔다.

자리에 돌아와 말하지 않고 손짓만 하던 환자의 기록을 찾아봤다. 미국 이민자로 얼마 전 미국 병원에서 위암 진단을 받고 치료를 위해 한국으로 돌아와 입원한 초진 환자였다. 본인이 위암이라는 소리를 듣고 너무 놀란 나머지 실어증세가 생겼다고 적혀있었다. 이 때문에 환자는 말로 대답하지 않고 손짓으로 대화한 것이었다.

환자의 상태는 이미 복막을 포함한 전신의 전이로 인하여 예후가 불량해 보였다. 전날 항암치료를 위한 케모포트(중심정맥관) 삽입술을 시행했고 금일 오전부터 항암치료가 진행될 예정이었다. 안타까운 마음을 뒤로하고 이내 기록을 끄고 진행하던 업무를 다시 시작했다.

새벽 네 시, 환자들의 상태를 살피기 위해 병실로 향했다. 2호 3번 자리에 불이 켜져 있어서 가보니 간호조무사님이 잠든 환자의 기저귀를 확인하려고 하고 있었다. 같이 도와드리려고 환자의 이불을 살짝 들어내니 환자의 코에서 갈색 분비물이 흐르고 있었다. 직감적으로 환자의 오른쪽 목 옆으로 검지와 중지를 갖다 대었다.

맥박이 느껴지지 않는다.

심정지다.

거침없이 환자의 침대로 뛰어올라 가슴 압박을 시작했다. 동시에 조무사님에게 호출 벨을 눌러 달라고 했고 난 소리쳤다.

"심정지예요!!"

층 내에 근무 중인 모든 간호사가 달려왔고 응급처치를 위해 환자의 침대를 처치실로 이동했다. 침대 채 이동하는 동안에도 나는 환자의 위에 올라탄 채로 계속해서 가슴압박을 하고 있었다. 의학 드라마에서나 보던 일이 내게 닥치니 수많은 심폐소생술을 경험했음에도 불구하고 손이 덜덜 떨려왔다. 겹쳐진 내 손 밑으로 환자의 갈비뼈 모양이 그대로 느껴지다가 이내 우둑 소리를 내며 갈비뼈가 부러지는 느낌이 들었다.

고요한 병원에 심정지를 알리는 방송이 울렸고 새벽녘 뿔뿔이 흩어져있던 의료진들이 이곳저곳에서 달려왔다. 고맙게도 처음 달려온 2년 차 전공의가 내게 말했다.

"손 바꿀게요"

보라색 유니폼이 진보라색이 될 정도로 땀에 흠뻑 젖은 채로 환자의 침대에서 내려왔다. 숨이 목까지 차오르고 양손이 사시나무처럼 떨렸지만, 담당 간호사인 나는 지금 당장 해야 할 일이 있다. 보호자를 찾아야 한다. 보호자 연락처를 보니 1순위 보호자가 오빠였다. 분명 입원 기록지에 기혼상태에 자녀까지 있는 것을 보았는데 보호자 연락처에는 오빠 연락처 하나뿐이었다.

일단 지체할 겨를이 없기에 번호를 눌렀다. 수화음을

들으며 나는 간절히 애원했다.

'제발…. 제발 받으세요.'

수화음이 끊어질 거라는 생각이 들 때쯤 전화가 연결되었다. 잠이 채 깨지 않은 보호자에게 다급히 상황을 설명했고, 다행히도 보호자는 15분 내로 내원할 수 있다고 했다. 전화를 끊고 보호자를 기다리며 나는 환자의 심장을 뛰게 하기 위해 다시 달려들었다.

한걸음에 달려온 보호자는 최선을 다해 살려달라고 부탁했다. 자녀들과 남편이 미국에서 한국에 돌아오는 비행기 안에 있다고 했다. 환자가 진단받고 바로 한국으로 들어오는 바람에 멀리 살던 자녀들의 얼굴을 못 본 지 오래되어 하루라도 살려 줄 수 없겠냐고 간곡하게 부탁했다.

보호자의 말을 듣곤 몇 년 전 엄마의 백혈병 소식을 듣고 한국으로 돌아오는 비행기에서의 내 모습이 떠올랐다. 중환자실에서 생사를 오가며 하루하루 숨을 늘려가고 있었던 터라 비행기를 타고 오는 14시간이 얼마나 억겁처럼 느껴졌는지 모른다. 이 환자의 딸도 비행기 안에서 손을 모아 살아만 있게 해달라고 내내 기도하고 있을 것이 분명하다.

나는 이 순간 마음속 깊은 곳에서 온 마음을 다해 기도했다.
'하나님, 제 하루를 이 환자에게 주시면 안 될까요?'
내 생애 정해진 날들이 있다면 그중 하루를 떼어 이 환자에게 달라고 빌었다. 너무나도 살리고 싶었고, 뛰는 심장으로, 따뜻한 체온으로 가족들과 인사하게 해주고 싶었다. 이제 더는 엄마의 따뜻한 손을 잡아보지 못할 자녀들을 생각하니 내 마음이 타들어 가는 것만 같았다.
그렇게 50분이 넘어가도록 많은 의료진이 나와 같은 마음으로 환자를 살리기 위해 고군분투했다. 심폐소생술 시간이 길어지면 의료진이 하나둘 포기하기 마련인데 누구도 자리를 떠나지 않고 이미 놓쳐버린 생명줄을 다시 잡아내기 위해 땀을 흘렸다.
하지만 환자의 운명은 여기까지였고, 멈춰버린 환자의

시계는 다시는 움직이지 않았다. 나는 환자 곁으로 다가가 아직 체온이 남아있는 손을 꽉 잡았다. 비행기 안의 자녀들과 남편을 대신해서 환자의 마지막을 배웅했다.

이곳에서 심정지는 꽤 자주 마주하는 일이다. 많게는 하룻밤 새에도 두 번의 심폐소생술을 시행하기도 한다. 심정지 환자의 응급 방송이 들리면 관련된 의료진들은 그곳으로 달려가 직접적으로 환자를 처치하고, 다른 의료진들은 각자의 자리에서 마음으로 환자의 소생을 기도하며 간접적으로 함께한다.

많은 소생술 속에서 나는 하루의 소중함을 배웠다. 심폐소생술로 하루라도 더 환자의 숨을 붙여 보호자와 인사할 시간을 주고 임종을 준비할 수 있는 시간을 준다는 것은 굉장히 값진 일이 아닐 수 없다.
그래서 나는 정해진 환자의 운명보다
하루라도 더 살아주길 바랄 뿐이다.

아직도 원내에 심폐소생술 방송이 흐르면
그날 새벽의 기도가 떠오른다.
그러곤 누군지도 모르는 환자를 위해
오늘도 온 맘 다해 기도한다.

하나님,
제게 있는 하루를 저 환자에게 주시면 안 될까요?

무식이 곧 용기 [3]

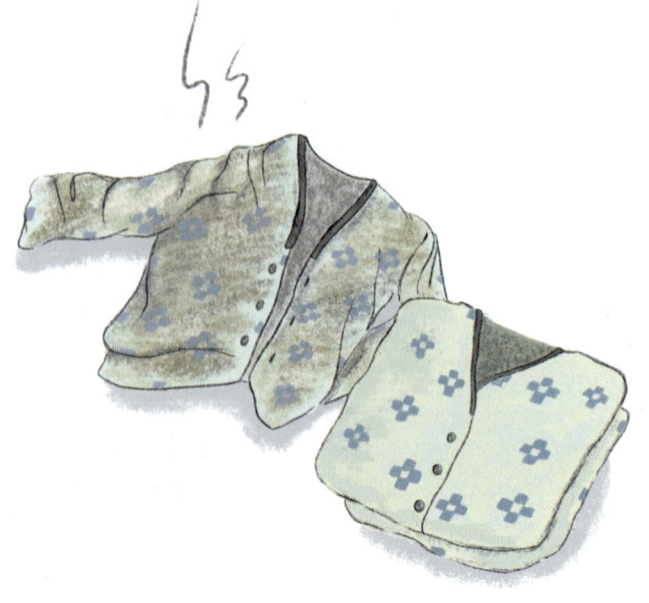

제법 쌀쌀해진 가을, 아직 해도 눈뜨기 전인 어둑한 하늘 밑으로 새벽 출근을 위해 택시를 탄다. 오늘은 또 어떤 환자들과 어떤 하루를 보낼지 조금은 설레고 조금은 두렵다.

병원에 출근한 지 언 6개월이 되어간다. 그동안 나는 한 달의 적응기를 거치고 두 달의 실무 훈련을 받았고, 훈련이 끝난 뒤 두 달 동안 야간근무를 전담하여 야간에만 근무했다. 완벽하게 독립하여 혼자서 환자를 본 지 한 달도 안 된 셈이다. 사수와 함께 훈련이 끝나면 혼자서 근무를 시작하는 것을 '독립'이라고 하는데, 독립하고 내가 가장 피하고 싶은 것이 있다면 바로 환자의 '임종'이다. 독립한 신규 선생님뿐만 아니라 간호사 대부분이 두려워하는 것 중 하나일 것이다.

임종 전 수많은 처치와 어마어마한 기록들뿐 아니라, 임종 후 사망환자를 정리하고 많은 서류를 준비해서 안내하고, 장례식장을 알아보고 영안실을 내리기까지 모두 간호사의 업무이다. 이러한 사무적 업무뿐 아니라 '임종'은 그 자체만으로도 정신적 소모가 크다. 그동안 함께하고 정들었던 환자를 보내는 것은 간호사에게도 큰 슬픔인데, 우리보다 더 힘들고 애통해하는 보호자들을 다독이고 그 슬픔 사이를 비집고 들어가 서류를 확인하고 장례식장까지 알아봐 줘야 하니, 내 마음도 추스르지 못한 채로 다른 이들을 위로해야 하는 것이 여간 힘든 일이 아닐 수 없다.

  오늘은 일반환자 12명과 여자 보호 격리실 2명까지 총 14명의 환자의 담당이다. 보호 격리는 항암치료로 인해 면역력이 바닥이 난 상태로 말 그대로 외부로부터 환자를 보호하기 위한 격리실이다. 다른 일반 환자들보다 감염에 취약하기에 마스크와 장갑이 필수이며 면회도 제한하고 혹시나 내가 병원균을 옮길까 노심초사인 마음이 드는 곳이다.

  오늘의 집중 환자는 보호 격리실에 한 달 넘게 입원해 있는 60대 후반의 아주머니이다. 림프구성 백혈병으로 우리 병동에서 치료받은 지는 1년쯤 되었다. 입 퇴원을 반복하시다가 최근 항암치료 후 면역 수치가 곤두박질친 채로 도무지 오르지 않아 한 달째 격리병실 밖으로는 나오지도 못하고 있는 차였다. 나흘 전부터 39도를 웃돌며 열이 나기 시작했고 사용할 수 있는 항생제를 다 써도 열이 내려가지 않았고 이틀 전부터는 산소요구량도 증가하여 산소치료도 진행되고 있는 상태였다.

그 옆에는 항상 매서운 인상의 남편분이 계신다.

사실 이 보호자는 아주머니의 상태가 안 좋아질 때마다 의료진들에게 항의하고 짜증을 내기 일쑤라서 많은 간호사들이 고개를 내저을 정도이다. 우리에겐 이토록 예민하고 날카롭지만, 아주머니에게는 한없이 천사 같은 분이었다. 틈만 나면 물수건으로 아주머니의 온몸을 구석구석 닦아 주고 머리를 빗겨주며 세상에서 제일 예쁘다는 말을 반복하는 지독한 애처가였다.

밤부터 40도에 달하던 열은 해열제를 아무리 투여해도 떨어질 줄을 몰랐고, 엎친 데 덮친 격으로 혈압까지 불안정해지기 시작했다. 산소요구량은 최대치에 달했고 점점 의식도 희미해져 갔다. 임상을 얼마 겪지 않은 신규 간호사 임에도 불구하고 임종이 다가오고 있음을 알 수 있었다. 더는 병실에서 볼 수 없다는 판단이 들어 임종을 위해 간호사실 바로 뒤에 마련되어있는 집중 처치실로 환자를 이동했다. 한 달 만에 그렇게 원하던 격리실에서 나오는 순간이었다. 처치실로 이동하는 순간까지도 환자의 손을 놓지 못하고 꽉 잡은 채 함께 이동했다.

입사 후 처음 겪어보는 담당 환자의 임종에 덩달아 마음이 무거워졌다. 내가 무엇을 해줄 수 있나 계속 생각해보았지만 이렇다 해줄 수 있는 것이 없다는 생각에 큰 자괴감이 들었다. 나는 너무나도 미숙했고, 서툴렀다.

얼마가 지났을까, 얕게 춤추던 환자의 심전도가 멈추며 결국 일직선을 그려냈다. 주치의의 사망 선언과 함께 아주머니의 예순여덟의 인생이 멈췄다. 순간 나도 멈췄다. 머릿속에는 내가 해야 할 일들이 나열되고 있었지만, 나의 몸은 작은 움직임도 낼 수 없었다. 평생을 함께한 보호자는 차마 소리도 내지 못하며 울고 있었고 담당 간호사는 그 옆에 망부석처럼 한참을 서 있었다.

아직 따뜻한 아주머니의 손을 잡아본다. 그동안 나를

잡아주던 그 손과 다를 것이 없는데, 더는 이 세상 사람이 아니라는 생각이 덩달아 나도 눈물 나게 했다. 믿기지 않아 심장 쪽으로 손을 갖다 대니 몇 날의 힘듦이 가득 베여 축축이 젖은 환의 밑으로 아무런 떨림도 없이 그저 따습기만 하다. 이내 축축한 습기가 손에 배어난다. 아, 옷을 갈아입혀 드려야겠다.

"아버님, 옷 갈아입혀 드릴게요. 너무 힘드셨나 봐요. 옷이 흠뻑 젖었어요."

그렇게 할 수 있는 일을 찾지 못한 신규 간호사는 붓고 물이 차서 100kg에 달하는 아주머니의 옷을 혼자 갈아입혔다. 얼마나 힘을 줬는지 퇴근길에 보니 손가락 마디와 팔목에 새빨갛게 긁힌 상처가 수두룩할 정도였다. 옷을 다 갈아입히고 다시 한번 보호자와 인사할 시간을 주었다. 보호자는 여느 날과 다름없이 환자의 머리를 쓰다듬으며 말했다.

"아, 참 예쁘다. 여전히 참으로 곱고 예쁘다."

보호자의 말을 들으며 그때 결심했다. 그래 나는 이런 간호사가 되어야겠구나. 치료적으로 더 이상 무언가를 해줄 수 없을 때 환자와 보호자에게 이 정도는 해주는 간호사가 되겠노라 다짐했다.

무식하면 용감하다는 말처럼 도와달라는 말도 못 하고 혼자서 사망환자의 옷을 갈아입힌 나 자신이 지금 생각하면 참 미련하다 싶지만, 보호자를 내보내고 환자와 둘이서 마지막 인사를 했던 그 공기가 7년이 지난 지금도 느껴진다.

그때 나는 신규였고, 임종한 환자에게 그리고 그 옆의 보호자에게 해줄 수 있는 것이 없었다. 아니, 그때는 해줄 수 있는 것이 무엇인지 몰랐다. 어떻게 보호자를 위로해야 하는지 알지 못했고 처음 겪는 임종 상황에서 환자에게 아무것도 해주지 못했다는 자책감과 죄책감에 해줄 수 있는 게 옷을 갈아입혀 드리는 것밖에 없었다. 그것이 나의 최선이었다. 그렇게 나는 이곳에서 때마다 나의 최선을 다하며 이젠 제법 할 수 있는 게 많아진 7년 차 간호사가 되었다.

 지금의 마음으로 그 순간을 회상해 보면 그땐 참 어렸고 무식했지만, 참 용감하고 따뜻했구나 싶다. 할 수 있는 게 더 많아졌지만 할 수 없는 것이 하나 없어 작은 것에 더 소중했던 그때가 보고 싶다.

 아무것도 하지 못하고 옷을 갈아입히던 그때가,
 무식했지만 용감했던 그 날이,
 서툴지만 따뜻했던 그 마음이 가끔 참 그립다.

아낌없이 주는 나무 [4]

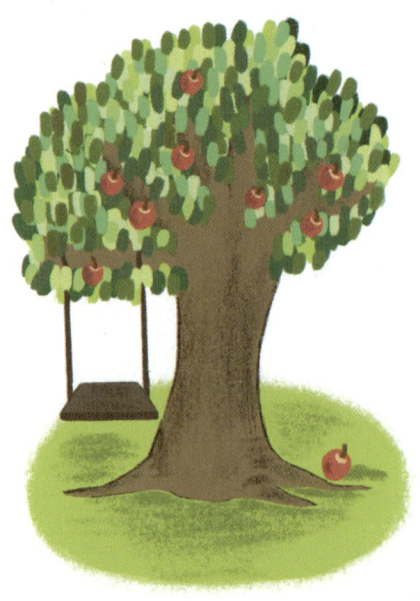

"암으로 죽어도 이 나이면 호상이지."

 허허 웃으시며 우리를 어르시는 할아버지는 아침마다 꼭 따뜻한 라떼커피 한잔을 하셔야 하는 멋쟁이셨다. 아들에게 당신의 커피를 사 오라고 하시며 그날 담당 간호사의 커피까지 꼭 챙겨주셨다. 많은 간호사들이 할아버지와 아침마다 짧은 커피타임을 즐기곤 했다. 아흔여섯의 연세에도 방모자를 즐겨 쓰셨고, 작은 글자의 신문을 줄줄 읽어내고 그날의 핫뉴스를 내게 읊어주시곤 했다. 불과 몇 개월 전까지만 해도 직접 운전대를 잡으셨다는 할아버지는 연세를 가늠할 수 없을 정도로 정정하셨고 젊은이들보다 더 유쾌하셨다.

 이미 발견 당시부터 폐암이 퍼질 대로 퍼져버린 상태로 폐렴으로 처음 입원 오셨고 꼬박 6개월을 우리 병동에 계셨다. 장기재원으로 인해 중간에 요양병원 며칠 다녀온 것을 제외하곤 내내 우리와 함께였다. 봄의 끝 무렵 오셔서 가을 끝 무렵까지 폐렴 치료만 줄곧 받으시느라 항암치료는 시작도 못 했고, 항생제로 이내 좋아진 폐렴은 항생제를 끊자마자 안 좋아지기를 반복하며 할아버지에게 퇴원할 겨를을 주지 않았다.

나의 결혼식 전날 할아버지는 하얀 봉투 위에 당신의 함자와 축하문을 한자로 적어내시고 축의금을 두둑히 담아서 건네주셨다. 죄송하게도 법으로 저촉될 수 있어서 돌려드리는 순간에도 아쉬워하시며 그럼 금으로 주겠다고 하실 정도였다. 다시 돌려드린 봉투를 상두대에 한참을 두곤 내내 서운함을 표현하셨다.

우리와 긴 인생의 끝자락에서 차곡이 즐거운 추억을 쌓으시면서도 재원 기간이 길어질수록 점점 기력이 쇠해지고 계셨다. 당진이 고향이신 할아버지는 틈날 때마다 생을 마감하기 전에 꼭 한번 고향 땅을 밟아보고 싶다고 말씀하셨다. 그때마다 어린아이처럼 우시는데, 아흔이 훌쩍 넘은 주름 위로 맑고 투명한 눈물이 흘렀다. 할아버지는 그렇게 내 손을 붙잡고 한참을 우시곤 했고 그렇게 내게 마음을 여셨나 보다.

병동의 모든 이들이 손녀딸 역할을 할 때, 마음을 연 내겐 특별히 다른 역할을 주셨다. 상태가 악화되어 정신을 놓으실 때면 꼭 며느리를 찾으셨는데, 그 귀한 자리를 내게 맡기셨다. '큰 아가, 큰 아가.'라고 찾으면 후배들은 나를 데려간다. 이내 내 얼굴을 확인하시고는 늘 이렇게 말씀하신다.

"아이고, 내 큰며느리 왜 이제 왔느냐. 우리 며느리밖에 없다. 내가 집도 너 주고 땅도 너 주고 다 줄게. 말만혀라."

정신이 온전하실 때도 내게 하나를 더 주지 못해 아쉬워하셨으면서 온전치 않은 때에도 내게 무언가를 못 주셔서 안달이시다. 이후로 많은 고비를 조용히 건너 낸 할아버지는 내내 원하시던 대로 가족들 옆에서 편안히 눈을 감으셨다.

할아버지와 함께하는 짧지만 긴 시간 동안 그간 걸어오신 세월의 깊이와 너른 삶을 엿볼 수 있었다. 그 삶의 성품은 아드님들의 모습을 보며 알 수 있었다. 큰 아드님은 6개월 내내 단 하루도 빠짐없이 할아버지 옆을 지켰고, 주말이면 먼 곳에서 둘째 아들이 와서 할아버지를 모셨다. 보호자들은 간호사들에게 단 한 번의 무리한 부탁도 없이 오히려 우리가 고생할까 숨기시는 경우가 다반사였다. 이렇게 서로 배려하고 서로 나누며 더욱 값진 시간들이 될 수 있었다.

할아버지의 장례가 모두 끝난 뒤에도 병동에 들르셔서 간식을 한아름 건네시며 우리에게 감사하단 말만 계속 반복하시고는 걸음을 돌리셨다. 오히려 할아버지의 멋진 인생의 마지막 장에 함께 할 수 있었음에 내가 더 감사한 마음이 들었다.

내게 주고 또 주고도 더 주지 못해 아쉬워하셨던 그 마음이 아직도 내 마음을 넉넉하게 한다. 그 모습을 회상하면 꼭 어릴 적 동화책에서 읽은 아낌없이 주는 나무가 떠오른다. 그늘을 주고, 열매와 가지를 내어 주고, 남은 그루터기에 앉아 쉬게 한 아낌없이 주는 나무처럼 한평생 타인에게 많은 것들을 베풀고 흘려보내신 할아버지께 바르게 살고 베풀며 사는 것을 배웠다.

병원에서 만나는 어르신들은 내게 살아있는 책이자 다른 곳에선 절대 읽을 수 없는 책이다. 그들의 세월에는 헛된 것들 하나 없이 온통 깨달음으로 가득함을 느낀다. 어르신들과 담소를 나눌 때면 빼곡이 채워진 한 인생의 책을 한 장 한 장 넘기는 기분이 든다. 이곳에서 그들의 인생 마지막 페이지를 넘겨 책을 덮을 수 있는 것은 내게 굉장히 영광스러운 일이 아닐 수 없다. 세상천지에 이보다 더 좋은 스승이 어디 있겠는가.

환자들은 오늘도 내게 가장 좋은 스승이 된다.
백날 천날 책으로만 읽던 삶을 직접 마주할 때면
백문이 불여일견이라는 말이 절로 떠오른다.
환자들의 삶이 내게 살아있는 논어이다.

아픈 손가락 [5]

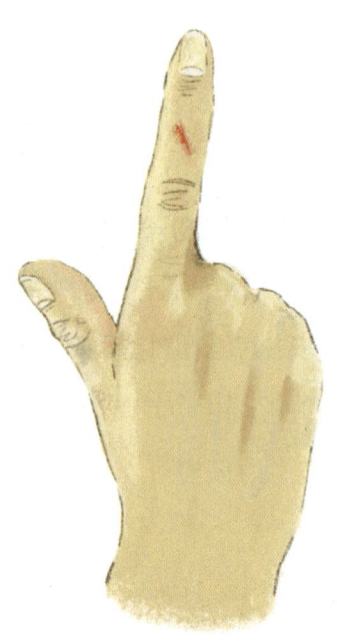

열 손가락 깨물어서 안 아픈 손가락 없다고 이곳에서 만난 환자의 마지막은 모두 힘들고 아팠다. 하지만 그중에서도 유독 아픈 손가락이 존재하기 마련인데, 내겐 얼마 전 겪은 한 아이의 마지막이 아직도 심장 깊숙한 곳에 가시로 박혀 있는 느낌이다.

지금으로부터 딱 1년 전인 21년 4월, 샛노랗게 탈색한 머리에 훤칠한 키를 가진 하얗고 귀여운 아이가 한 명 입원 왔다. 한 살만 더 어렸어도 혈액종양내과가 아닌 소아청소년과에 입원해야 했던 아이의 나이는 열여덟이었다. 때가 한 점 없어 보이는 눈망울에는 '나 착해요'라고 쓰여있는 것만 같았다. 실제로도 아이는 굉장히 순수하고 착하고 맑았다.

혈액 검사상 이상소견을 보여 입원 왔고, 다양한 검사를 진행하며 마침내 진단이 내려졌다. '혈구 탐식성 조직구 증' 이런 병명이 있었나 싶을 정도로 생소하고 듣지도 보지도 못했던 질환이다. 찾아보니 우리나라에 400명 정도의 환자밖에 없는 희귀 진단이었다. 치사율이 굉장히 높았지만 그렇다고 해서 완치가 아예 안 되는 것은 아니었다. 주로 신생아에게 발병되는 경우가 많았고 병명이 나오기도 전에 상태가 악화되어 손써볼 새도 없이 사망하는 경우가 있었으나 반면에 치료 후기도 더러 찾아볼 수 있었다. 걱정스러운 마음이 더 크게 자리 한 채로 아이의 치료가 진행됐다.

증상이 발현하기 시작하면 진행 속도가 걷잡을 수 없이 빠른 질병이기에 지체 없이 항암치료를 시작했다. 8주의 집중 치료 기간동안 10회의 항암 화학요법을 진행해야 하는 고단한 스케줄이었다. 더불어 때마다 정맥 투여 외에도 척수 강 내로 항암제를 투여해야 했기에 미리 짜여진 스케줄만 보아도 한숨이 절로 나왔다. 8주의 항암치료 후 경과를 보고 필요시 유지 요법으로 진행되는 치료는 무려 40주의 스케줄이었다. 우리는 8회의 집중 치료로 병의 진행을 막아내기를 바라며 언제 끝날지 모르는 길 위에 함께 걸음을 내디뎠다.

항암 요법을 시작하자마자 혈소판과 면역력 수치는 기하급수적으로 떨어지기 시작했고, 난생처음 겪어보는 고통스러움에 몸부림치기 시작했다. 12시간을 내내 토하며 몸을 감싸는 열과 오한에 온몸을 비틀었다. 이 모든 것들이 열여덟에 겪어내기에는 버거운 일이었을 것이다. 결국 아이는 고개를 떨구고 침상에 걸터앉아 엉엉 울어버렸다.

"엄마가 살면서 많이 고생하셨는데, 저까지 더하는 것 같아서 너무 죄송해요. 제가 울면 엄마가 슬프니까 어떻게든 참고 싶은데 너무 버거워요. 버티기가 힘들어요."

체격이 산만한 어깨가 축 내려앉으며 흐느끼는 모습을 보고 어깨를 두들겨 주었다. 잘 버텨내고 있다고 생각했지만 그래도 아이는 역시 열여덟 소년이었다.

이내 면역력이 0을 찍고서는 결국 병동 내 1인실로 격리되었다. 우리는 모두 아이의 누나가 되어주기를 자처했고, 혼자만의 외로운 싸움이 되지 않도록 많은 시간을 그곳에 쏟았다. 야경이 환상인 1인실에서 함께 수많은 별을 세었고 서로의 이야기를 나누었다. 요리를 공부하고 있다는 걸 알았고, 입대를 앞두고 시행한 신체검사에서 이상소견을 보여 입원 왔음을 들었다. 꿈이 쉐프라고 말하며 나중에 꼭 본인의 이름으로 차린 레스토랑에서 코스 무한 리필로 대접한다고 큰소리치며 약속했다.

치료가 진행되는 기간동안 우리뿐만 아니라 담당 교수님부터 전공의까지 불철주야 가리지 않고 아이의 상태를 기민하게 지켜봤다. 새벽녘에도 상태가 안 좋을 때면 교수님이 직접 보고를 받았고 회진 때도 격리 병실에서 가장 오랜 시간 머무시며 온 정성을 쏟으셨다.

이러한 의료진의 노력에 보답이라도 하듯 고됐던 시간들을 잘 이겨내 주었고, 드디어 퇴원이 결정됐다. 처음 입원은 날로부터 무려 42일째 되는 날 처음 병원 밖으로 나갈 수 있게 된 것이다. 항암치료가 모두 끝난 것은 아니지만 한 달 반 만에 밖에 나갈 수 있다는 것만으로도 아이의 얼굴에는 행복한 설렘으로 반짝였다.

퇴원 후 컨디션을 회복하여 입원 치료가 아닌 통원으로 항암치료를 지속했다. 8주 치료의 마지막 10번째 항암을 하던 날에는 이전보다도 눈에 띄게 좋아진 모습이었다. 10번째 항암을 마치고 상태가 많이 호전되어 경과를 조금 지켜보기로 했고, 그렇게 다신 만나지 말자는 안녕으로 우린 인사를 나눴다.

하지만 한 달 뒤, 아이는 고열과 이유 모를 복통에 시달리며 응급실을 통해 다시 병동으로 들어왔다. 멈춘 것으로 생각했던 병이 다시 진행되기 시작한 것이다. 질병의 진행 속도가 매우 빨라져서 장기로 침범하기 시작했고, 더는 선택권이 없었기에 조혈모세포 이식을 준비했다. 일치율이 높았던 누나의 조혈모세포를 빠르게 수집했고, 지속해서 항암제를 투여하며 이식을 위한 준비에 박차를 가했다. 결국 아이는 그렇게도 피하고 싶어 했던 조혈모세포 이식을 시행했다.

이식 전부터 컨디션이 썩 좋지 못했기에, 이식 후에도 다양한 합병증과 이식거부반응으로 인해 온몸에 이상이 생기기 시작했다. 어느 하나 멀쩡한 것이 없을 정도로 부작용에 시달렸고 급기야 눈을 뜨는 것조차 힘들어졌다. 그 와중에도 나의 결혼식이 있던 날에는 아픈 눈을 부여잡고 결혼식 생중계를 보며 마음 깊이 축하를 전해주었다. 축의금을 보내주겠노라 계좌를 부르라고 성화인 아이에게 무균 병동에서 나오는 날 삼각김밥과 바나나우유랑 축의금을 교환하자고 거래를 했다. 그렇게 우리는 무균 병동 퇴실 날이 얼른 오기를 바라고 또 바랐다. 하지만 우리의 바람이 무색하게도 아이의 상황은 점점 악화되었다.

몸이 감당할 수 없을 만큼 순환이 망가져서 온몸에 물이 차오르기 시작했고 버티다 못한 몸은 이내 혈압이 떨어지기 시작했다. 산소요구량도 급격하게 늘어나기 시작하며 모든 장기가 망가져 가고 있었다. 더이상 무균 병동에서의 처치는 어려워서 중환자실 치료가 필요한 상태였다. 원칙상 내과 환자이기에 내과계 중환자실로 이실해야 하지만 내과계가 만실이어서 급한 대로 외과계 중환자실로 옮겨졌다.

그리고 그날 아침, 분주한 병동에 방송이 울려 퍼졌다.

"CA 중앙관 4층 외과계 중환자실 혈액종양내과

CA 중앙관 4층 외과계 중환자실 혈액종양내과"

 환자의 심정지로 인한 원내 심폐소생술 팀을 부르는 방송이었다. 이 방송을 들으며 숨죽이듯 모두가 정지했다. 우리는 이 방송의 주인공이 누구인지 찾아보지 않아도 알 수 있었다. 우린 아무 말도, 아무것도 하지 못한 채 숨죽여 눈물을 훔쳤다. 누구도 먼저 말을 꺼내지 않았고 그저 마음속으로 기도할 뿐이었다.

 이후 40분이 넘는 심폐소생술이 진행되었고, 많은 이들의 기도에도 불구하고 아이의 심장의 떨림은 돌아오지 못했다. 그렇게 열여덟의 인생이 마무리되었고, 결국 병동으로 돌아오지 못했다.

 나는 이 아이를 보내던 날, 처음으로 병원에서 도망치고 싶었다. 내가 겪어내야 하는 일이 이렇게 고통스러운 일이었음을 그 순간 온몸으로 체감하고 깨달았다. 그간 느껴보지 못했던 깊은 슬픔과 분노의 소용돌이가 나를 감싸 안았다.

하루 지나고 출근하던 길, 나도 모르게 지하 1층 장례식장 앞에서 발걸음이 멈췄다. 차마 들어갈 용기가 없었지만, 믿고 싶지 않은 사실을 눈으로 확인하고 싶었다. 하지만 어린 나이에 생을 마감한지라 장례가 짧았는지 장례식장에 아이의 자리는 이미 비워진 채였다.

나는 이후로도 많은 날을 아이를 생각하며 눈물지었다. 짧은 시간 동안 함께한 나에게도 이렇게 여운을 남기는 아이인데, 평생을 함께한 가족들의 마음은 어떨지 감히 헤아릴 수가 없었다. 대학원 과제에도 이전에 생소했던 아이의 질병을 주제로 준비했다.

한국에 많지 않아서 모두에게 낯선 희귀병인지라 더욱 외롭고 두려운 싸움이란 것을 알기에, 한 명이라도 더 이 질병에 대해 알아가고 이렇게 한 명씩 차츰 익숙해진다면 이 질병을 진단받은 환자들의 외로움은 덜어줄 수 있지 않을까 하는 생각을 한다.

많은 환자들이 오고 가는 이곳에서 나는 지금까지도

그 아이를 보내지 못했다. 아이의 SNS의 마지막 글엔 '아프다'라고 적혀있다. 어째서 열여덟 꽃보다도 아름다운 나이에 이런 고통을 감내해야만 했고, 아직 피우지도 못한 채 생을 마감해야만 했을까. 꿈을 꾸고 그 꿈만으로도 배부를 나이에 왜 아이는 첫발도 딛지 못하고 뒤돌아야 했을까. 얼마나 많은 밤들을 상상도 못 했던 상황들로 고통과 외로움에 몸부림쳤을지 감히 가늠할 수도 없다.

잠시 잊고 있었던 아이의 한마디가 불현듯 기억났다.

"제가 혹시 죽으면 가족들이 제일 걱정이에요.
엄마가 저를 가슴에 품고 힘들게 살아갈까 봐
벌써 마음이 아파요.
평생을 아팠던 엄마가 저 때문에 더 아프지
않았으면 좋겠어요."

매일 밤이면 가족들과 함께 찍은 사진을 보며 웃고 또 울며 버티던 착한 아이, 생각해보니 아이가 내게 가장 많이 말한 단어는 '엄마'였다. 부디 가족들이 남은 모든 날들에 아이의 바람대로 더 아프지 않고 행복하게 살아가기를 바라고 기도한다.

이글이 세상에 나온다면, 이 아이에게 가장 먼저 가져다주고 싶다. 무균 병동에서 나오는 날 주기로 약속했던 삼각 김밥과 바나나우유와 함께.

장난기 가득한 표정으로 예쁘게 웃는 모습이 선하다.
사랑스러움 그 자체였던 맑은 아이,
더 아름다운 곳에서 찬란히 반짝이길.

암묵적 살인 [6]

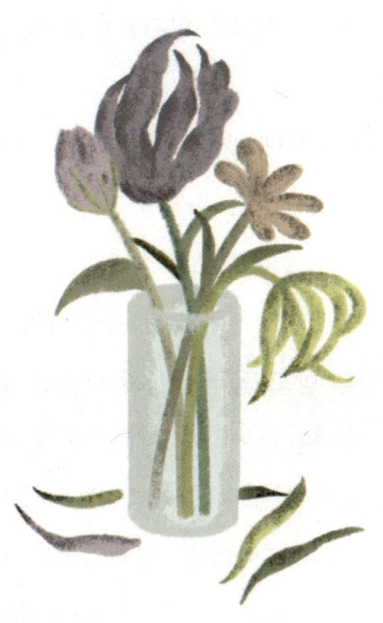

1년 중 가장 쉬고 싶은 날을 고르라고 하면 명절이나 크리스마스가 아닌 바로 '명절 다음날'이다. 연휴 동안 모든 외래가 휴진인 터라 입원환자가 없다가, 연휴가 끝남과 동시에 물밀듯 환자가 몰려오기 때문이다. 지난 추석 다음 날에는 무려 마흔네 명의 환자가 입원을 왔다.

오늘은 설날 다음 날 근무인지라 미리부터 마음을 아주 단단히 먹고 출근했는데, 입원보다도 다른 상황들로 매우 바쁜 근무였다.

인계를 받고 자리에 앉자마자 환자 한 명이 A형 독감 판정을 받으며 1인실로 옮기는 과정에 혼이 쏙 빠질 무렵, 응급실에서 독감으로 비워진 환자의 자리로 입원을 올라오겠다고 전화가 왔다. 환자의 상태가 좋지 않다는 인계를 받고 응급실에서 진행된 검사 결과를 확인해보니 총 빌리루빈 수치가 무려 43.8이었다. 총 빌리루빈의 정상 수치는 1.0 이하이다. 4.3 이어도 매우 높은 수준인데 43.8이라니! 혈액검사만 봐도 초응급 상태의 환자였고, 아니나 다를까 이동식 카트에 실려 온 50대 여자 환자는 겉보기에도 매우 상태가 안 좋았다.

눈은 초점을 잃은 채로 허공을 맴돌았고 얕고 거친 숨을 애써 내뱉고 있었다. 손이 닿으면 바스러질 것만 같은 팔과 다리에는 생기가 전혀 보이지 않고 그저 노랗기만 했다. 침대에 옮겨 눕히자마자 그 가느다란 팔로 통증을 내뿜는 배를 붙잡고 뒹굴었고, 응급실에서 어렵게 맞고 온 주삿바늘이 움직임을 이기지 못하고 이내 빠져버렸다.

통증에 한시도 가만히 있지 못하는 아주머니의 사지를 붙들고 몇 번을 시도한 끝에 다시 정맥주사를 잡았다. 정맥으로 빠르게 투여된 진통제 덕에 조금은 안정을 찾은 아주머니가 조용히 나를 불러 힘겹게 첫 마디를 내뱉었다.

"선생님, 나 좀 죽여주세요."

아뿔싸, 내가 제일 힘들어하는 말이다.
내가 가장 싫어하는 말이자, 어느 순간에도 듣고 싶지 않은 말이다. 특히나 살고 싶어서 날마다 애쓰는 환자들

사이에서 더더욱 듣고 싶지 않은 말.

'저는 살인마가 아니에요!'

소리치고 싶은 나의 마음 위로 다시 한번 아주머니의 목소리가 덮인다.

"선생님, 제발 나 좀 죽여주세요."

순간 어디로든 도망가고 싶었다. 내가 감히 그분의 오십구 년의 삶을 예측할 수도 가늠할 수도 없지만, 아무것도 알지 못함에도 가슴이 미어지는 느낌이 들었다. 숨이 턱 막혔다. 대체 무엇이 이리도 힘들어서 살고 싶어 발버둥 치는 환자들 사이에서 이 아주머니는 죽여달라고 애원하는 걸까. 나는 7년을 넘게 임상에 있었지만, 지금까지도 이 말에 대한 답을 찾지 못했다. 가끔 이 말을 환자에게 들을 때면 마음이 쪼그라드는 기분이 든다.

꼭 힘센 사람들이 양쪽에서 내 마음을 잡고 빨래 짜듯 쥐어 비트는 느낌이다. 아무 말도 하지 않고 그저 손 한번 잡아주고 이불을 덮어 드리고 도망치듯 병실을 나왔다. 어떠한 말로도 답할 수가 없었기에...

이후, 환자와 보호자는 모든 치료를 거부하고 진심으로 죽음을 기다렸다. 통증 조절만을 원해서 어마어마한 용량의 마약성 진통제가 처방되었고 나는 처방에 따라 마약성 진통제를 투여하기 시작했다. 이런 상황에 있는 환자들의 처방을 수행하며 난 어떤 마음을 가져야 하는지 여전히 모르겠다. 물론 생명은 본인의 것이기에 당사자의 의사가 가장 중요하지만 동시에 의료진으로선 환자를 포기하는 기분이 드는 것은 사실이니 이럴 땐 참으로 어렵다.

치료할 수 있는데도 치료를 거부하는 환자와 치료할 수 없는데도 치료를 원하는 환자 사이에서 그들의 생명을 나누고 옮길 수도 없으니, 답답하다.

사실 치료가 무의미할 정도의 상태가 되면 의료진은 객관적으로 판단하여 먼저 치료를 중단할 것을 권고한다. 처음에는 이럴 때마다 꼭 암묵적 살인자가 되는 기분이 들었다. 환자가 원치 않을 때는 조금의 면죄부를 얻지만, 환자가 치료의 진행을 원할 때면 더더욱 죄스러운 마음이 들었다. 한 사람의 남은 생명을 객관적으로 판단해야 하는 것은 참으로 속상한 일이 아닐 수 없다. 하지만 환자가 치료를 원한다고 해서 무작정 치료를 진행할 수도 없는 노릇이다. 버틸 수 없는 환자에게 치료를 강행하는 것 자체가 다른 의미의 살인이 될 수도 있기 때문이다. 그러니 치료를 중단하는 것은 환자를 포기한다기보다는 암묵적 살인자가 되지 않기 위해 더 좋은 방법을 선택하는 것이다.

치료가 가능함에도 모든 걸 포기한 환자에게
마약성 진통제를 투여할 때,
환자가 원한다는 이유 하나로
버틸 수 없는 몸에 항암제를 투약할 때,
살고 싶어 발버둥 치지만
더 이상의 약을 쓸 수 없어 지켜만 봐야 할 때,
이 순간들 속에서 나의 마음은 온통 죄로 물든다.

병원이라는 곳에서 의료진이라는 사람들은 때때로 사람을 살리기도 하지만 죽이기도 한다. 그 무게가 삶이든 죽음이든 어찌나 무거운지 모른다. 그저 우리가 할 수 있는 일은 객관적인 증거 아래 조금 더 나은 선택을 하도록 도와줄 뿐이다. 내가 하는 행동이 죄가 되지 않고 매일이 의로울 수 있다면 나는 더 바랄 게 없을 텐데.

 몸도, 머리도, 마음도 바쁜 와중에 비어있던 딱 한자리에 건장한 할아버지가 이실을 왔고 할아버지는 오자마자 주사 부위가 팔을 구부릴 때마다 불편해서 살 수가 없다고 소리쳤다.

 아, 세상에는 살 수 없는 이유가 참 많은 것 같다.

여수 밤바다 [7]

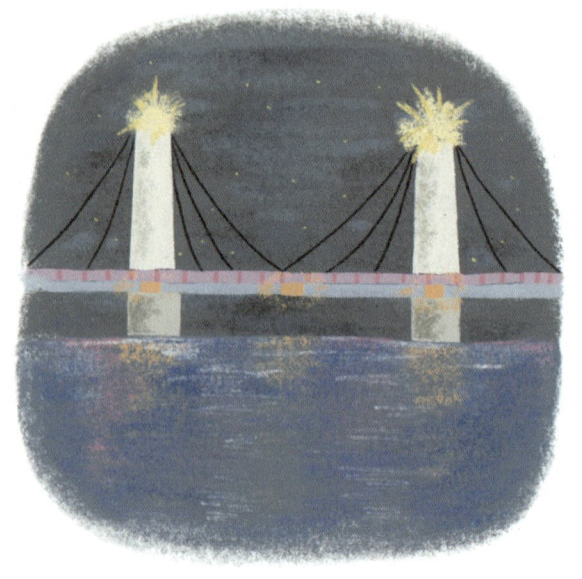

2017년 어느 초여름, 하얀 원피스를 입은 한 여성이 걸어들어온다. 레몬색 긴 머리 위에 얹어진 밀짚 페도라, 피어싱이 빼곡히 채워있는 귀, 길게 꼬리를 진 아이라인 아래로 붉게 터치된 볼, 새빨간 립스틱까지. 우리 병동에서 쉬이 볼 수 없는 강한 비주얼을 가진 환자이다. 분명 처음 보는 환자인데 이전에 봤던 것처럼 환하게 웃으며 큰 목소리로 우리에게 인사한다.

"안녕하세요! 반가워요!"

우렁찬 인사와 함께 새로운 환자의 병원 생활이 시작된다.

이 환자는 삼중음성 유방암 진단을 받고 1차적으로 외과에서 수술을 시행한 후 항암치료를 위해 입원 왔다. 삼중음성 유방암은 유방암에서 주로 나타나는 특이적인 수용체 세 가지가 아예 나타나지 않는 악명높은 유방암이다. 일반적으로 유방암은 환자에게 나타나는 수용체들을 차단하는 표적 항암치료를 진행하는데 삼중음성 유방암은 수용체가 나타나지 않기에 표적치료제를 사용할 수 없기도 하고 재발 및 전이가 매우 빨라 예후가 불량한 암으로 속한다. 게다가 이 환자는 이미 늑골을 포함한 여러 부위의 뼈까지 전이가 된 상태였다.

환자의 기록을 보고 나는 얄팍한 마음으로 앞으로 남은 날들을 계산했지만, 환자는 분명 예후가 좋지 않다고 들었음에도 한없이 밝고 명랑 그 자체였다. 이렇게 긍정적이고 호탕한 환자가 입원한 병실은 늘 웃음소리가 끊이지 않는다. 삭막하기 일쑤인 병동에 하하 호호 웃음소리가 들릴 때면 나도 덩달아 웃음 짓곤 한다.

첫인상의 강한 느낌과는 전혀 다르게 아이부터 어르신들까지 아우르며 어찌나 살갑게 잘하는지 나중엔 이 환자와 같은 병실로 배정해달라고 조르는 환자도 있을 정도였다. 식사 시간이면 어르신 환자들의 냉장고에서 반찬을 꺼내어주고, 거동이 불편한 환자들의 식판도 옮겨 준다. 움직이기 싫어하는 환자들을 어르고 달래어 함께 공원 산책도 다녀오고, 유방암 환자들끼리의 단체 카톡방도 개설해서 서로의 생활도 공유하기 시작했다. 환자 한 명으로 병동의 분위기가 달라졌다.

몇 번의 입원이 반복되며 나와 제법 익숙해진 환자는 내게 묻는다.

"선생님, 몇 살이에요?"
"저 서른이에요."
"어머! 저보다 한 살 어리네요? 언니라고 불러요!"
"네?"
"언니라고 불러요! 이제 언니, 동생 하는 거예요."

그렇게 나는 순식간에 동생이 되었다. 환자와 간호사에서 언니와 동생은 호칭만 다르지, 뭐 별거 있겠냐는 내 생각은 큰 오산이었다. 나를 '동생님'이라고 부르며 얼마나 살갑게 대하는지 '선생님'에서 한 글자 바뀌었을 뿐인데 내 마음은 그 한 글자보다 더 든든해졌다.

어느 날, 입술 위로 포진이 올라왔었는데 그런 나를 보자마자 손목을 잡고 본인 자리로 데려가더니 효과가 좋다는 연고를 쭉 짜서 내 입술에 턱 하니 발라 주었다.

너무 많이 짜서 하얀 수염이 생긴 내 입술을 보고 우린 새벽녘 병실에서 누가 들을세라 스며 나오는 웃음을 참으며 함께 사진을 남겼었다. 우리는 간호사와 환자를 넘어 진짜 언니와 동생이 되어갔다.

그해 가을, 친구와 여수 여행을 앞두고 문득 꺼낸 '여수'라는 단어에 언니는 또 내 팔목을 낚아채고 본인의 침대에 나를 앉힌다. 나도 힘으론 어디서 지지 않는데 팔목을 낚아채는 언니의 힘은 도무지 이길 수가 없다.

과거가 궁금해지는 순간이다. '여수에서 내 이름 모르면 간첩인데!'라고 말하는 언니의 말이 왠지 모르게 확실히 사실일 것 같다.

돌산대교 바로 밑에 산다는 이 언니는 오토바이를 타고 다니며 여수를 활보한 이야기를 시작한다. 여수가 왜 낭만이 가득하다고 하는지, 여수의 밤바다가 얼마나 아름다운지, 돌산대교 위에서 바라보는 반짝이는 여수의 모습까지…. 그리고 여수는 일출과 일몰을 모두 볼 수 있다며 한참을 신이 나서 재잘거린다. 꿈꾸듯이 말하는 언니의 모습을 따라 나도 마음에 여수를 그려낸다.

내 상상 속 여수는 매우 낭만적으로 반짝인다. 하지만 안타깝게도 폭우로 인해 여수 여행이 취소되었고 아쉬운 마음에 툴툴거리는 나를 보며 이렇게 말한다.

"다음에 나랑 가면 되겠네.
내가 여수 구경 완벽하게 시켜줄게!"

이렇게 많은 날을 함께하며 우리의 우정은 짙어져갔고 그와 함께 언니의 암세포도 깊어져 갔다. 항암치료를 시행할 때마다 호전은커녕 점점 더 자라나던 암세포는 가슴으로 시작해서 뼈와 뇌, 수많은 림프절 그리고 마지막으로 심장까지 망가뜨리기 시작했다.

언니를 병원에서 본 지도 2년하고도 절반이 지났을까, 늘 활기차던 언니의 병실의 웃음소리가 줄어들기 시작했다. 얼마후엔 심장에 물이 차올라 숨을 내쉬고 마시는 것조차 버거워졌다. 왼쪽 팔은 웬만한 성인 남자의 허벅지보다 더 두꺼워질 정도로 부어오른 상태였고, 힘을 주고 들고 내리는 것이 불가능해서 그나마 온전한 오른쪽 팔로 옮겨내야 할 정도였다. 덩달아 왼쪽 가슴 밑부분에서 시작된 암세포는 몸 안쪽에서 퍼져나가다가 자리가 없자 피부를 뚫고 바깥으로 나오기 시작했다.

상태가 악화되며 점점 의식과 정신이 희미해져 깨어있는 시간에도 의사소통이 힘들었다. 절대 본인의 의지로 판단할 수 없는 상태에 이르렀고 어느 것에도 협조적이지 않은 모습을 보이기 시작했다. 기저귀 한번을 교체할 때도 몸부림을 심하게 쳐서 4명 이상의 인원이 도와야 했고, 욕창 발생을 방지하기 위해 시행하는 체위 변경도 한번 할 때면 거의 전쟁을 치르는 수준이었다.

결국 교수님은 임종을 위해 보호자를 찾아보자고 했다. 생각해보니 1순위 보호자는 종종 병문안을 오던 언니의 친한 친구였고 2순위, 3순위 보호자도 친구로

등록되어있었다. 임종에 가까워지면서 우리는 가족의 연락처가 필요했다.

친구들에게 연락하니 어머니는 일찌감치 돌아가셨고 아버지는 어렸을 적 집을 나간 걸로 알고 있다고 전했다. 그래도 죽음을 앞두고 언니에게 아버지와 인사할 시간을 주고 싶었기에 원무과를 통해 친 보호자를 찾았다. 하지만 막상 연락이 닿았을 때, 나는 보호자를 찾은 내 행동을 후회했다.

어렵사리 연락이 닿은 아버지에게 딸의 임종이 가까워졌음을 설명했는데 아버지라 불리는 보호자는 내가 생각한 것과는 매우 다른 반응이었다. 어려서부터 같이 살지 않았고 커서도 몇 번 얼굴 본 것이 다라고 말하며 병원에서 환자를 치료하며 이렇게 만들었으니 병원에서 알아서 하라고 소리쳤다. 그러면서 내게 말로 위장한 칼을 꽂는다.

"정 안되면 안락사시키면 안 됩니까?"

이 말을 듣는 순간 내 온몸이 분노에 휩싸였다.

단언컨대 이 사람이 내 앞에 있었더라면 나는 멱살을 잡아챘을 것이다. 잡아챈 손을 힘껏 흔들며 인간이 어떻게 자식에게 그런 말을 내뱉냐고 소리를 질렀을 것이다. 자식을 잃은 부모는 감히 칭할 단어조차 없다고 하는 데 어떤 사정이 있었을지라도 어떻게 아비가 제 자식을 안락사시키라고 할 수 있는 건지.

아니, 부모와 자식이기를 떠나서 어떻게 인간이 인간에 대해 안락사라는 단어를 사용할 수 있는지 나의 상식으로는 이해할 수가 없었다.

아버지는 그렇게 죽으면 연락하라는 말과 함께 전화를 끊었고 마지막에는 한 번 더 전화하면 가만두지 않겠다며 으름장을 덧붙였다.

그리고 그날 새벽, 언니는 해가 뜨기 전 별이 되었다. 소란스럽지 않게, 누구도 모르게, 조용히 그렇게 갔다.

이후, 많은 환자들이 내게 와서 언니의 소식을 물었다.

"○○이, 아래층에 입원해 있을 텐데
병문안 다녀와도 돼요?"

"요즘 ○○이가 많이 힘든가 봐요.
카톡에서 통 말을 안 해."

"○○이 항암 다 끝났대요?
입원할 때가 됐는데 보이질 않네."

 한 어르신은 마지막 인사도 못 했다며 눈물을 지었고 그 모습을 보며 나도 함께 울었다. 외로운 날들 속에서도 베풀고 도우며 살아온 언니의 삶이 빛나는 순간들이었다. 살아가면서 많이 외로웠을 언니가 가는 길도 외로울까 봐 마음이 쓰였는데 우리 언니, 외롭지는 않겠다.
 참 다행이다.

지도를 펼쳐 여수를 볼 때면 꿈을 꾸듯이 여수를 그려내던 언니의 모습이 떠오른다. 그리고 함께 가자고 말하던 언니의 목소리가 생생하다. 그 뒤로 지금까지도 여수를 가본 적은 없지만, 언젠간 여수의 밤바다에서 밤하늘의 언니를 바라보는 상상을 한다. 가장 밝은 반짝임으로 나를 비춰주겠지.

우리가 지낸 시간은 병원뿐이지만 우리는 많은 곳을 함께 여행했음을 느낀다.

진정으로 나는 언니의 동생이었다.

이렇게 나는 환자들과 한 평 남짓한 공간에서
오늘도 전 세계를 여행한다.
친구로, 언니로, 손주로.

열아홉 시한부 [8]

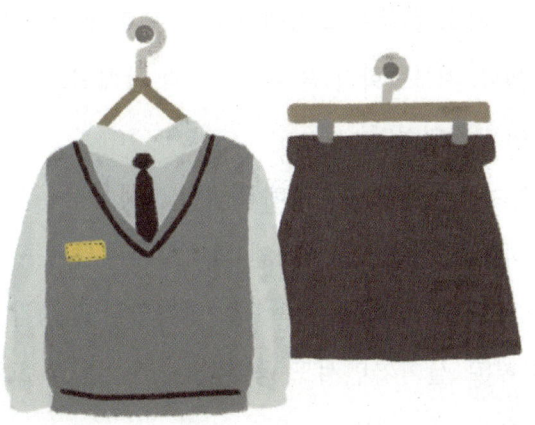

귀밑으로 자를 대고 자른 듯한 똑 단발머리에 교복 입은 모습으로 처음 입원한 한 소녀. 하얀 피부에 동그랗고 예쁜 눈, 환한 미소와 함께 밝고 귀여운 아기천사 같은 아이다. 올해 수능을 앞둔 고3 학생이자, 이제 막 유방암 말기 진단을 받은 아기천사는 19살이다.

첫 진료부터 이미 많은 곳에 전이가 되어있던지라 교수는 치료를 받아도 기대여명이 1년이 안 될 거라고 설명했다. 겨울방학이 끝나고 개학과 함께 소녀의 투병 생활이 시작되었다.

항암치료를 받으면서도 매일 밤이면 책상 등을 켜놓고 공부하고, 모두 잠든 새벽엔 휴게실에서 수능 공부를 하는 소녀를 보며 나는 속으로 안타깝다고 생각했다. '시한부로 살아가면서도 공부라니, 우리나라 교육은 정말 문제가 있구나'

그래서 어느 날 소녀에게 물었다.

"ㅇㅇ야, 왜 이렇게 공부를 열심히 해? 못해본 것도 해보고 하고 싶었던 것도 맘껏 해봐야지!"

소녀가 대답한다.

"아프기 전과 똑같이 살고 싶어서요. 병으로 인해 살고 있는 삶을 바꾸는 건 왠지 지는 기분이에요. 예정대로 열심히 공부하고, 가고 싶은 대학에 가는 것이 제가 가장 하고 싶은 일이에요."

이럴 수가, 어리석고 조악한 나의 우문에 대한 현답이 아닐 수 없다.

이 소녀는 3주에 한 번씩 항암치료를 위해 입원을 왔는데, 우리는 그때마다 소녀의 과외선생님이 되었다. 나는 영어를 담당했고, 동기 지연이는 수학을 담당했다. 녹슬어버린 기억력으로 도무지 문제가 안 풀릴 때는 지나가던 전공의와 인턴을 붙잡고 함께 문제를 풀어냈다. 환자들이 모두 잠든 새벽이면 이젠 휴게실이 아닌 간호사실 중앙에 앉아 함께 공부하고 때론 수다도 나누며 간호사와 환자가 아닌 언니와 동생이 되었다. 추운 겨울, 모두의 바람대로 소녀는 무사히 그해 수능을 치렀다.

하지만 애석하게도 지원했던 대학을 아까운 점수로 모두 떨어졌고 안타까워하는 우리와는 다르게 소녀는 1년 동안 다시 우리와 함께 공부하겠다며 꺄르르 웃었다. 그렇게 소녀의 공부는 다시 시작되었고, 소녀의 암세포도 다시 자라나기 시작했다. 점점 자라나는 암으로 인해 소녀는 작은 움직임에도 숨이 차오르며, 통증으로 걷는 것이 힘들어 침상 밖으로 나오지 못하는 날들이 많아졌다. 통통했던 예쁜 얼굴이 점점 말라가고, 맑았던 목소리를 듣기 어려워질 정도로 말하기도 힘들어졌다. 하지만 끝까지 소녀는 밝고 투명한 미소를 잃지 않았다. 항상 커튼을 열어 상태를 확인할 때면 있는 힘을 다해 내게 웃어줬다.

유독 어둡고 고요하던 어느 밤,
힘없이 처진 딸아이의 손을 붙들고 기도하는
엄마의 젖은 목소리가 병실에 울린다.

"제가 대신 아프게 해주세요…."

기도하며 잠이 든 엄마와 함께 소녀도 깊은 잠에 빠졌고, 이내 소녀의 심장을 확인하는 모니터의 파동이 멈췄다. 모니터를 확인하고 우리는 소녀를 처치실로 옮겼고, 이미 연명치료 거부 동의서가 작성되어 있던 환자인지라 소생술을 하지 않을 것에 대해 다시 한번 확인했다. 하지만 막상 죽음을 맞이하는 엄마의 마음은 동의서에 서명하던 엄마의 마음과는 달랐다.

"아니요. 살려주세요.
한 번만 살려주세요.
우리 아가 한 번만 살려주세요.
눈 못 떠도 좋으니 살려만 주세요."

　일찍이 연명 치료거부 동의서에 서명했고, 어떠한 치료도 의미가 없음을 이미 알고 있음에도 불구하고 소녀의 엄마는 살려달라고 애원했다.

"아!!! 우리 아가 심장이 멎었는데 그것도 모르고 난 잠이 들었어!!"

 엄마는 바닥에 주저앉아 벽에 머리를 박아가며 잠들어있던 자신을 질책하며 통곡하고 울부짖었다. 우리는 가망이 없다는 것을 알고도 자식의 죽음을 바라만 봐야 하는 부모의 애절함에 상처투성이인 소녀의 가슴에 올라타 심장 마사지를 시작했다.
 압박할 때마다 상처에서 진물이 묻어 나왔다. 고름 섞인 피와 손에 흐르는 땀이 한데 엉켜 질척한 소리를 냈다. 네 번째 주기의 마사지가 끝나려던 찰나에, 엄마의 간절함이 소녀의 마음에 닿은 것일까 멎었던 심장이 미세하게 다시 뛰기 시작했다.
 얕게 뛰는 심장을 부여잡고 모두가 기도하는 마음으로 옮겼고, 소녀는 연약한 심장을 뛰어내며 꼬박 하루를 보낸 뒤 두 번의 멎고 뜀을 반복하다가 결국 별이 되었다.

어차피 가망이 없었고 연명에 불과한 처치였지만 돌아보니 그 하루의 시간은 부모에게도, 소녀에게도 꼭 필요했던 시간이었음을 알았다. 심장이 멎은 채로 받아들여야 하는 죽음과 마음의 준비를 하고 임종을 함께 맞이하는 죽음은 남아있는 이들에게 천지 차이기 때문이다. 소녀가 견뎌낸 하루 덕에 부모는 딸의 따뜻한 손을 한 번 더 잡을 수 있었고 부모의 품에서 생을 마감하며 죄책감을 조금은 덜어주었을 것이다.

이 소녀를 보낸 이후, 나는 임종기에 있는 환자들을 더욱 주의 깊게 살피기 시작했다. 사실 연명의료 거부 동의서를 작성하면 임종기엔 많은 처치를 하지 않기 때문에 다른 환자들보다는 신경이 덜 쓰이기 마련이다.
하지만 소녀의 하루를 겪고 난 뒤, 가족이 임종 순간에 함께하는 것이 얼마나 중요한지 알았기에 그 순간을 놓치지 않기 위해 더 많은 시간을 임종기 환자들에게 쏟는다.

더불어 '시한부 인생'에 대해 다시 생각해본다.

시한부 판정을 받았지만, 시한부처럼 살아가지 않는다면 똑같은 인생이라고 알려준 소녀 덕분에 시한부를 선고받은 환자들을 대하는 방법이 달라졌다.

소녀와 나눴던 지난날 밤 대화를 되새기며 나의 어리석음을 둘러본다. 우리는 사실 암이 아니더라도 언제 죽을지 모르는 삶을 살고 있지 않은가? 모두가 사실상 '시한부 인생'을 사는 것이다. 여생이 얼마 남지 않은 환자의 손을 붙들고 위로와 희망을 건네지만, 불의의 사고로 오늘 내가 그 환자보다 먼저 별이 될 수도 있는 것이 우리네 인생이다.

암을 선고받고 시한부 인생이라 칭해지는 환자들에게, 나는 더는 '특별'을 부여하지 않는다. 그리고 이렇게 말한다.

어차피 우리의 인생은 시한부라고. 이 불공평한 세상 속에서 유일하게 공평한 것이 한 번 태어나고, 한번 죽는 것이라고. 그러니 우리는 내일을 걱정하며 오늘을 불행하게 보내지 말자고.

그렇게 담대한 척 말하고는 속으로 간절히 기도한다.

'우리 환자들이 하루만 더 오늘을 살아가도록 해주세요.'

저 괜찮아요 [9]

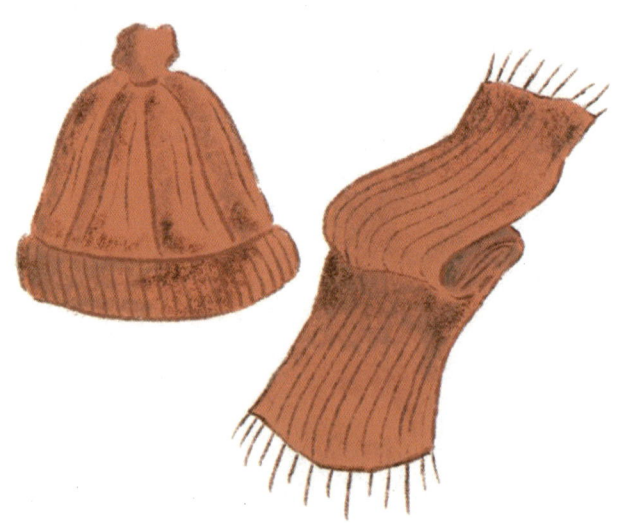

추운 겨울만 되면 꼭 생각나는 환자가 있다. 그녀는 처음 병원에 입원하던 날, 직접 손으로 떠낸 빨간 방울모자와 뜨개 목도리를 하고 왔다. 자신의 병이 무엇인지 모르는 사람인 것처럼 따뜻하고 평화로운 미소를 지으며 우리에게 첫인사를 건넸다.

대장암 3기를 추정하며 입원을 오기엔 스물여섯이라는 숫자는 매우 이른 나이였다. 보통 젊은 환자들이 암이라는 병을 진단받으면 충격과 함께 좌절과 우울함이 찾아오는데, 그녀는 모든 것을 받아들이고 이해한다는 듯한 모습이었다. 3기이기를 간절히 바랐지만 간까지 전이된 것을 확인하고 최종적으로 4기를 진단받는 순간에도 차분하고 온화로웠다.

젊은이에게서의 대장암 4기는 무서우리만큼 진행이 빨랐고 특히 간으로 전이 된 암세포는 굉장히 빠르게 간을 독식했다. 여러 번의 항암제를 투약하며 암세포의 성장을 따라가려고 발버둥을 쳐도, 그보다 더 빠르게 간을 갉아 먹기 시작했다.

간이 더 망가지기 전에 필요한 건 오직 '간 이식' 뿐이었다. 교수님이 간 이식을 권하던 순간 나는 안도의 한숨을 내쉬었다. 그녀에겐 늘 침상 옆에서 손을 잡아주는 건장한 남동생이 있기 때문이다.

하지만 나의 안도와는 달리 간 이식은 꽤 시간이 지났음에도 전혀 진행되지 않았다. 보통 외과를 통해 간 이식 상담과 여러 가지 검사를 진행하는데 조금의 진척도 보이지 않은 채 전신 상태는 더욱 악화되어 갔다. 온몸이 부어오르기 시작하며 침상에서 앉는 것조차 힘들어졌고, 눈을 온전히 뜨고 있는 시간도 줄어들기 시작했다.

시간이 얼마 남지 않았음이 눈에 보일 정도였는데도 이식에 대한 계획이 없어 의구심이 들던 차에 그녀의 눈물 어린 이야기를 듣고 나는 경악을 금치 못했다.

그녀는 형편이 좋지 않은 부모님 아래에서 동생의 뒷바라지를 하느라 대학 진학을 포기했고, 어린 나이부터 일하며 집안의 실질적인 가장 역할을 해왔다. 처음 항암치료를 받을 때만 해도 3일 동안의 항암치료를 마치면 짧게라도 일을 하며 가정에 경제적인 부분을 담당했었고, 몸이 더는 버틸 수 없어서 그만둔 상태였다. 큰 비용이 드는 간 이식을 권유받고 그동안 모아둔 적금으로 수술하면 되겠다고 생각했는데, 의외의 복병은 돈이 아니라 엄마였다.

간 이식에 관한 얘기를 꺼내자마자 엄마는 간을 떼어주고 난 뒤 동생이 건강하지 않으면 책임질 수 있냐고 물었다고 한다. 학교도 휴학해야 하는데 꼭 간 이식을 받으면서까지 동생을 힘들게 하고 싶냐는 엄마의 질문에 그녀는 무슨 생각을 했을까?

덧붙여 동생에게 절대 간 이식에 대해 함구할 것을 강조하며 모아둔 적금으로는 동생 학비나 대라는 엄마의 모습을 보고 난 뒤, 더이상 삶에 대한 희망을 품지 않는다고 했다.

눈물을 머금고 덤덤히 털어놓은 지난 이야기를 듣고 나니 그녀가 왜 이리도 모든 것에 평안했는지 알 것만 같았다. 그동안의 날들 속에서 얼마나 많은 파도가 일었으면 이 정도의 파도에는 꿈쩍을 하지 않는 건지, 고된 삶의 무게가 어느 것에도 흔들리지 않게 그녀를 누르고 있는 것이었다.

미어지는 이 이야기를 듣고 눈을 부릅뜬 채 분노에 휩싸여 주체하지 못하는 내게, 그녀는 처음 본 날의 미소를 지으며 말했다.

"저, 괜찮아요"

스물여섯의 나이에 곧 죽음을 앞두고 마지막으로 하는 말이 '괜찮아요'라니 도대체 뭐가 괜찮다는 건지 나는 그때는 이해할 수 없었다. 하지만 돌이켜 생각해보면 그 '괜찮아요'라는 한마디에 너무나도 많은 말과 미처 전하지 못한 마음들이 담겨있었음을 이제는 조금 알 것 같다. 감히 내가 예측할 수 없을 만큼의 두려움, 측량할 방법이 없을 아픔과 원망, 슬픔, 좌절을 그녀는 이 한마디에 담아낸 것이다.

"괜찮아요"

그녀는 누구를 위해 괜찮다는 말을 뱉었을까?

동생의 간을 주지 못하게 막은 엄마에게?

자신의 간으로 살릴 수 있다는 사실을 알지 못하고, 선택권조차 받지 못한 채 누나의 죽음을 지켜봐야 했던 동생에게? 어쩌면 그녀의 마지막을 앞두고 슬퍼하고 아파하는 나를 위로하기 위해 그 말을 전했을지도 모른다. 그녀는 천사가 분명하다. 그렇지 않고서 인간의 마음으로 어떻게 이러한 상황에서 죽음을 앞두고 '괜찮다'라는 말을 뱉을 수 있겠는가. 잠깐 이곳을 방문했던 천사는 '괜찮아요'라는 마지막 한 마디를 내뱉고는 얼마 지나지 않아 본인의 고향인 하늘나라로 돌아갔다.

나는 웰다잉을 추구하지만, 때때로 정말 행복한 죽음이란 것이 존재하는지 생각한다. 수많은 임종을 경험하며 실제로 죽음 앞에 서 있는 사람들을 만나면 그 앞에 한없이 나약해지는 모습을 본다. 가장 믿으면 안 되는 거짓말이 노인들의 '이만하면 다 살았지.'라는 말이라고 할 정도로, 살 만큼 살았다는 노인이든, 열아홉의 소녀이든 그 누구도 죽음이라는 두려움에서 자유로울 수 없는 것 같다.

 모든 것을 이해하고 받아들인 것 같았던 그녀의 속에도 실제론 얼마나 많은 두려움과 억울함, 그리고 삶에 대한 갈망이 가득했을까. 그녀의 마지막 한마디를 떠올리면 마음이 먹먹하다. 어떤 마음으로 그 말을 내었을지 백번을 생각해도 가늠조차 되질 않는다.

 시린 겨울이 오면 하얀 목화솜같이 따뜻한 기운을 가득 품은 그 모습이 떠오른다. 그녀의 미소를 떠올리는 것만으로도 포근해진다.

나는 더는 환자의 괜찮다는 말을 믿지 않는다.
아무리 괜찮다고 해도 한 번 더 들여다본다.
괜찮다는 말은 내가 듣고 싶은 말일뿐이지
세상에 괜찮은 환자는 없다.
괜찮으면 병원에 오지 않았겠지.

착하게 살걸 [10]

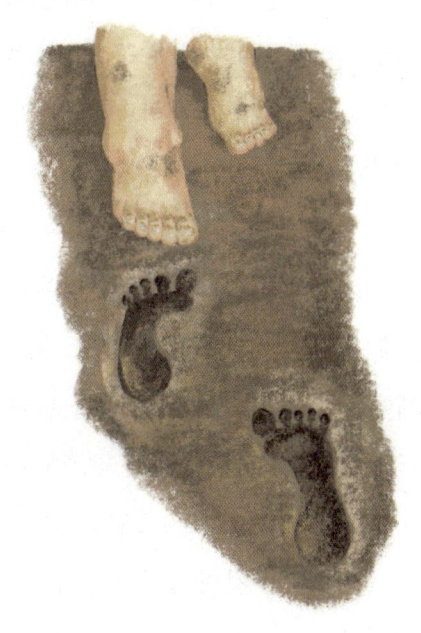

우리 병동엔 유방암 여자 환우들의 모임이 있다. 병동에 입원을 오가는 환자들끼리 커뮤니티를 형성해서 단체 카톡방도 만들고 서로의 정보를 공유한다. 그들끼리는 모자도 맞춰 쓰고 가디건도 맞춰 입으며 즐겁게 투병 생활을 지낸다.

그 모임엔 5년째 대장인 아주머니가 계시는데, 지금이 조선 시대였다면 나라를 두어 번쯤은 구했을 법한 포스를 가지셨다. 젊으신 나이임에도 새하얀 백발 머리를 똑단발로 자르신 모습이 인상적이었다. 몸집도 나보다 훨씬 크셔서 누가 봐도 이 구역의 대장인 것을 알 수 있었다.

도에 관심이 많으신 아주머님은 늘 우리에게 마음을 다스리는 법에 관해 얘기해주시곤 했다. 항암치료를 잠시 쉬는 때에는 세계 곳곳으로 여행을 다니셨는데, 그때마다 우리에게 줄 선물을 한 아름 챙겨오셨다. 입원 기간에는 동이 트기 전 일어나 스님과 함께 불경을 외시고 기체조를 하시는 것이 일상이었다. 늘 가슴팍 언저리에는 주먹만 한 지구본을 매달고 계셨는데 그것이 세상의 좋은 기운을 담아내고 있다고 믿으셨다.

유방암 환우 모임 중에도 가장 오랫동안 살아계신 환자분이라서 다른 유방암 환자들도 덩달아 지구본을 매달고 다녔었다.

그렇게 우리는 5년 동안 많은 깊이 있는 대화들을 나눴다. 아주머니의 삶의 이야기들과 나의 삶의 이야기들을 넘나들며 우린 진한 우정이 싹트기 시작했다. 다른 간호사들보다 내게 한 걸음 더 내어 주셨고 때때로 나의 아픈 상처들도 보듬어 주시며 따뜻한 조언을 건네어 주셨다. 하지만 시간이 흐를수록 병마에 절대 지지 않을 것 같던 아주머니도 서서히 지쳐가기 시작했고, 점점 약해져 가고 있었다.

얼마 전 아주머님이 매우 안 좋은 상태로 응급실을 통해 4인실에 입원했다. 검사 결과들을 살펴보니 이번 입원이 마지막 입원일 수도 있겠다는 생각이 얼핏 스칠 정도로 상태가 좋지 않았다. 입원 때마다 내가 담당하지 않더라도 늘 달려가 인사를 드렸었는데 이번엔 도무지 갈 엄두가 나질 않았다. 어떤 모습으로 누워계실지 그 모습이 자꾸 그려졌다. 나는 여전히 지구본을 목에 걸고 천하를 호령할 것같이 강인했던 아주머니의 모습이 보고 싶었나 보다.

나의 망설임과 함께 일주일 정도 흘렀을까, 기록을 살펴보니 상황이 많이 심각했다. 오전 근무를 끝내고 같이 일했던 동료들에게 먼저 퇴근하라고 한 뒤 조용히 10호실로 향했다. 오늘 퇴근하면 5일간 휴가였고, 오늘이 아니면 왠지 다시는 뵐 수 없을지도 모른다는 생각이 들었기에 더는 망설일 수 없었다.

커튼을 살짝 열고 아주머니의 모습을 보자마자 눈물이 차올랐다. 조용히 다가가 눈을 감고 계신 아주머니의 이름을 불렀다. 눈꺼풀이 다 열리기도 전에 나를 알아채시고는 여전한 미소로 나를 반기신다.

"왔어?"

병원이 다 울릴 정도로 쩌렁쩌렁하던 목소리는 어느새 쇳소리가 새어 나올 정도로 쉬어버렸다. 나보다 더 좋았던 체격은 신기루처럼 사라지고 앙상하게 말라버린 팔과 다리가 환자복 사이로 힘없이 늘어져 있었다. 탱탱하고 붉은기가 돌던 자리에는 뼈의 모습마다 살이 움푹움푹 패인 모습이었다.

떨어지려는 눈물을 꾹꾹 눌러내며 다가가 손을 잡았다. 한참을 맞잡은 손을 서로 쓰다듬고 눈을 맞췄다. 우리의 마지막 인사라는 것을 알고 있다는 듯이 우린 눈을 맞추며 한동안 누구도 입을 먼저 떼지 못했다. 먼저 침묵을 깬 건 나의 사과였다.

"죄송해요. 오신 줄 알았는데 도무지 올 용기가 나지 않았어요."
"괜찮아 선생님. 내가 가기 전에 이렇게 봤으면 됐어. 나는 이번엔 힘들 것 같아."
"무슨 소리세요. 이번에도 잘 이겨내셔야죠."

나의 어쩔 수 없는 위로에 아주머니는 5년 만에 처음으로 내게 두려움을 보이셨다.

"내내 죽는다는 게 두렵지 않다고 생각했는데,
막상 코앞에 죽음이 다가오니 두려워.
매일매일 너무도 살고 싶어."

더 이상의 대답을 드리지 못하고 내가 울음을 삼켜내자 아주머니는 연이어 말씀하신다.

"선생님, 착하게 살아. 꼭 착하게 살아. 더 착하게 살아.
내가 죽음을 목전에 앞두고 뼈저리게 후회가 되는 것이 착하게 살지 못한 거야. 병상에 누워있으면서 내가 해를 끼친 사람들만 자꾸 생각나. 미안하다고 할걸, 그러지 말걸, 성내지 말걸. 그러니 꼭 착하게 살아. 조금 손해 보더라도 착하게 살아야 후회 없는 삶이 될 거야."

5년간 내가 만난 아주머니는 누구보다도 베풀기를 좋아하시고 넉넉하셨다. 수많은 환자들이 지나간 유방암 환우들의 모임 가운데서 가장 마지막까지 버텨내신 이유도 성품이 좋으신 분이라서 그렇다고 모두가 입을 모아 말할 정도였다.

  언제나 선하고 인자하여 법 없이도 사실 분 같았는데, 착하게 살지 않은 것이 후회라니 놀라지 않을 수 없었다. 그렇게 아주머니의 마지막 조언과 함께 우리는 다시 보자는 말도 없이 안녕을 했다.

  나의 예상대로 휴가를 마치고 병동에 복귀했을 땐 아주머니 자리는 이미 비어 있었다. 어디로 갔는지 찾아보지 않았고, 누구에게도 물어보지 않았다. 그날 나와 손을 맞잡았던 마지막 그대로의 모습으로 긴 휴가를 떠나셨다고 생각해버렸다.

  착하게 살지 못한 것이 후회라는 말이 계속 마음에 맴돈다. 진심으로 선한 사람이었기에 착하게 살지 못한 것에 대해 후회하는 것이 아닐까? 나는 많은 날들을 속으로 '이 정도면 됐지'라는 오만한 마음으로 얼마나 위선을 부렸는지 모른다. 단 한 번의 순간도 더 착하게 살자는 생각은 해본 적이 없는데, 이날 이후 나는 나도 모르게 닥치는 상황들 속에서 '착하게 살자'를 되뇐다.

혹시나 착하게 산다면 한없이 선했던 우리 환자들을 훗날 다시 만날 수 있지 않을까 싶은 기대로 말이다.

이렇게나 착한 우리 환자들은
후회 많을 나의 삶을
후회 없이 살아가도록 도와준다.

천국 ¹¹

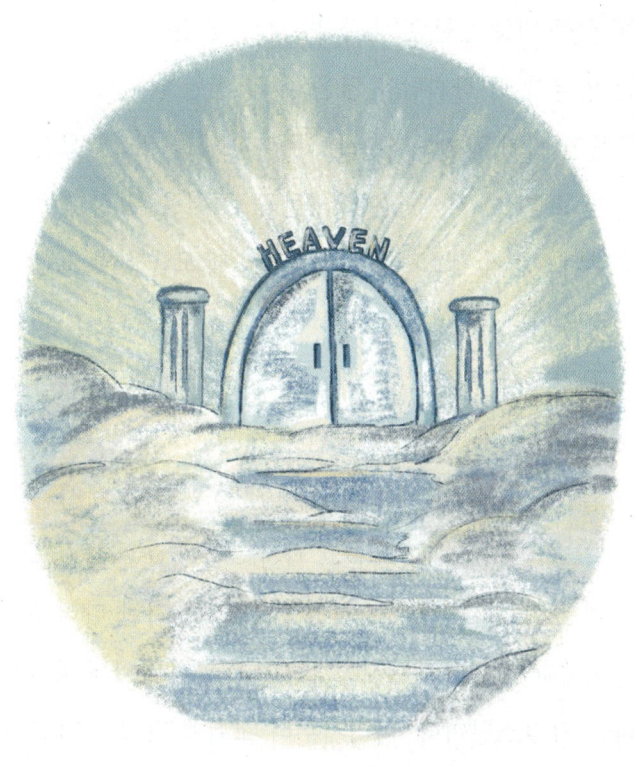

"상아 선생님."

커튼 사이로 인자하게 웃으시며 내 이름을 부르며 오라는 손짓을 하신다. 반짝이는 머리에 까무잡잡한 피부, 콧등 위로 진한 갈색 다리를 가진 안경이 놓여있다. 웃는 얼굴이 꼭 하회탈을 닮은, 우리 병원을 나보다 더 오랫동안 지키고 있는 환자분. 무려 16년을 대장암으로 치료받고 계신 목사님이다. 신규로 처음 입사했던 모습부터 6년 차 간호사가 되기까지의 내 모습을 다 보신 분이기도 하다.

신규 간호사 시절 혈압을 50명씩 측정해야 할 때가 있었는데, 꼭 4인실을 쓰시던 목사님은 가장 마지막 순서일 때가 많았다. 이때도 병원을 꿰뚫고 계시는 목사님은 나를 옆에 앉혀놓고 과자도 주시고 초콜릿도 주시며 조금 쉬다 가라고 하셨었다. 그럼 저린 다리를 조금이나마 쉬게 하며 목사님과 많은 이야기를 나눴다.

나는 크리스천이다. 어려서부터 교회에 다니며 학창 시절 내내 종종 말썽을 피웠음에도 탈선하지 않을 수 있었던 건 일요일이면 가야 하는 교회 덕분이었을지도 모른다. 초등학교 아이들을 양육하는 유년부 교사를 하면서 반주를 맡게 되었고, 토요일 저녁에 술을 진탕 마시고도 일요일 아침이면 어떻게든 교회에 가곤 했었다. 대학을 졸업할 때까지도 일요일이면 자연스레 교회에 갔었는데 병원에 입사하고 삼 교대를 하면서부터 교회에 가는 것이 쉽지 않아졌다. 주말에 쉬는 날이 많지 않았고, 1년도 채 되지 않은 내가 일요일에 휴무를 신청할 용기도 없어서 점점 교회와 멀어지기 시작했다.

상황이 어쩔 수 없다는 이유로 면죄부를 얻었다고 생각했는지 점점 관심 밖으로 밀어내기 시작했고, 그럴수록 신앙에 대한 확신도 잃어가기 시작했다. 그럴 때면 마음속에 왠지 모를 불편함이 자리했었는데, 이러한 신앙적인 고민이 생길 때마다 나는 목사님의 입원을 기다렸다.

언제나 혈압측정이 끝나면 내 손을 붙들고 기도도 해주시고, 나의 신앙의 고민을 타파해 주셨다. 목사님의 조언은 '무리하지 말 것'이었다. 지금 고민이 된다는 것 자체로 충분하고 여기서 더 무리하면 탈이 날 것이니 이대로 받아들이라고 조언해주셨다. 내가 만났던 많은 신앙인은 무리해서라도 교회는 가야 한다고 말하는데 하물며 목사님께서 무리하지 말 것이라니, 놀라지 않을 수 없었다. 이때의 조언이 지금까지 내가 교회는 나가지 못해도 크리스천으로 살아갈 수 있게 만들어 주었다.

그러곤 목사님이 꿈꾸는 천국을 설명해주셨다. 얼마나 행복한 표정으로 말씀하시는지 목사님 표정만 봐도 아름답고 평안한 마음이 들었다. 덧붙여 새벽마다 나를 위해, 그리고 아프신 우리 엄마를 위해 기도하고 있다는 이야기도 전하셨다.

하지만 그렇게 무리하지 말라고 조언하신 목사님은 퇴원하면 다시 교회로 돌아가셔서 내겐 하지 말라던 무리를 반복하셨다. 평일 동안 항암치료를 받고 회복도 되기 전에 주일이면 교회에 가서서 교단에 올라 설교하시기를 반복하셨고, 16년을 버티던 몸은 결국 탈이 났다. 대장 쪽으로 침범된 암세포의 크기가 항암으로 따라갈 수 없어 수술해야만 했고, 결국 외과 병동으로 옮겨 수술대에 오르셨다. 그 후, 한동안 나는 목사님을 떠올리지 못했었다.

 출근 전 어느 날, 지하 주차장을 지나는데 장례식장 전광판에 올라있는 목사님의 이름을 보았다. 그 옆으로는 내게 웃어주시던 그 모습 그대로를 담은 영정사진이 자리하고 있었다. 보통 환자들의 소천 소식을 들으면 마음이 미어지는데, 목사님의 소천 소식은 아리지만 따뜻하고 평화로웠다. 나는 그 앞에 서서 손을 모으고 목사님을 위한 추도 기도를 올렸다.

 '하나님, 목사님이 이곳에서 얼마나 많은 사람을 살렸는지 모릅니다. 이곳에서 사람들을 위해 얼마나 많은 눈물을 흘렸는지 모릅니다. 아픈 몸을 이끌고 더 아픈 사람들을 위해 기도하고 그들을 위해 헌신했습니다. 모든 눈물을 그곳에서 닦아 주시고 다시는 사망이 없는 곳에서 영원한 안식을 누리게 해주소서. 아멘'

목사님이 그토록 기대하시고 설레하시던
그곳은 어떤 모습일까?
목사님의 마음이 아름다우니
그곳이 어떠한 모습이든 분명 아름답겠지?
괜스레 하늘을 쳐다보며 속으로 묻는다.
'목사님, 그곳은 아름다운가요?'

세상을 아름답게 살면
어디든 천국이라는 목사님의 말이 맴돈다.

둘러보니 이곳도 천국이다.
나의 천사 같은 환자들이 가득하다.
내가 열심히 아름다운 것들을 채워
이곳을 더욱 좋은 곳으로 만들 테니
우리 환자들이 이 천국에
좀 더 오래 머물렀으면 좋겠다.

2장

내일도 안녕

달과 별을 띄우는 사람 [12]

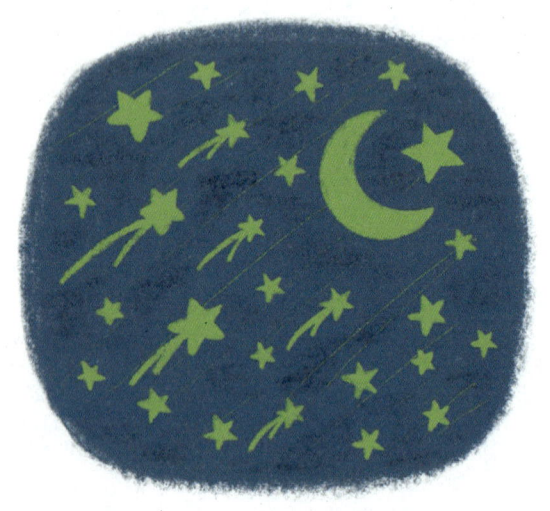

하얀 눈으로 세상이 온통 하얘졌다. 오늘과 딱 어울리는 소녀가 있다. 눈보다 흰 피부에 발그레한 볼 위로 인형 같은 속눈썹과 진한 쌍꺼풀 속의 사슴 같은 눈망울, 하얀 피부와 대조되는 까만 머리의 소녀. 마치 만화영화 속 백설 공주를 떠오르게 하는 소녀는 소복이 눈이 쌓인 그 날, '전골수구 백혈병'을 진단받는다.

백설 공주 소녀는 예쁜 눈을 동그랗게 뜨고 막 진단을 내린 교수님에게 묻는다.

"그럼 저 죽어요?"

교수님이 빙그레 웃으며 대답한다.

"아뇨. 죽지 않아요. 잘 이겨내서 살아봅시다."

죽지 않는다는 교수님의 말에 환히 웃어내며 맑고 예쁜 소녀의 투병 생활이 시작되었다.

이 소녀는 근무하며 만난 환자 중 가장 어린 환자이다. 앞서 그려낸 것보다 훨씬 수려한 외모 덕에 이 소녀를 보기 위해 얼마나 많은 전공의와 인턴들이 우리 층을 서성였는지 모른다. 소녀의 웃는 모습을 보고 있으면 여자인 나도 몇 번을 다시 보고 싶을 정도로 예쁘고 투명했다. 예쁜 몸짓으로 병동을 거닐 때면 마치 천사가 날아다니는 것 같은 기분이 들었다.

다행히도 비교적 저위험군에 속했던 소녀는 첫 항암도 무리 없이 이겨내고 있었다. 항암치료 후 자연스레 면역력을 나타내는 호중구가 저하되기 시작했고, 소녀는 보호 격리실인 2인실로 옮겨졌다. 보호 격리실은 호중구가 500개 이상으로 측정될 때까지 바깥으로 나올 수 없기에 당분간 병동을 거니는 천사의 모습은 볼 수 없었다. 어느 늦은 저녁, 여태껏 한 번도 울리지 않던 소녀의 호출 벨이 울려 달려가 보니 침상에 앉아 나를 바라보는 소녀의 눈망울에 눈물이 한가득이다. 놀란 내 모습을 보고는 떨리는 목소리로 누가 들을세라 아주 작게 속삭인다.

"어두워서 너무 무서운데, 옆에 할머니가 불 켜고 자면 안 된대요."

이런, 옆에 할머니는 우리 병동에서도 사납기로 유명한 터줏대감 할머니셨다. 괜히 불을 켜거나 할머니를 깨우면 소녀가 난처해질 것이 분명해서 닫혀 있던 블라인드를 걷어주었다. 바깥의 가로등 불빛들이 그나마 병실을 밝혀주니 조금 낫다고 말하며 소녀는 잠이 들었다.

그날 퇴근길에 필기구를 사러 오래된 문구점에 들렀고, 한참 필기구를 고르다가 고개를 돌려보니 야광으로 만들어진 별 스티커가 눈에 띄었다. 순간 어둠 속에 눈물을 떨구던 소녀가 생각나 바로 손에 들고나왔다. 다음날 선물을 줄 설렘에 부풀어 출근하자마자 병실로 달려갔는데 소녀의 침상이 비어있었다.

순간 심장이 쿵 떨어지는 기분이 들었다.

'무슨 일이지?'

암 병동에서 환자의 침상이 예상하지 못할 때 비어있으면 정말 심장이 바닥으로 내리꽂히는 느낌이 든다. 간절히 아니길 바라며 바로 간호사실에 달려가서 기록을 확인했다. 아, 다행이다. 소녀는 퇴원이었다.

  분명 2~3일 경과 관찰 후 퇴원이었는데 혈액검사 결과가 좋아서 일찍 퇴원하게 된 것이다. 선물을 전해주지 못해 아쉬웠고, 한편으론 다른 상황이 아닌 퇴원이라 다행이라는 생각이 들었다. 그렇게 주인을 잃은 별들은 꽤 오랜 시간 내 사물함에 갇혀있었다.

  살이 베일 것 같은 추위가 기승이었던 야간근무 출근 전, 한 선배가 그 소녀가 입원했다고 귀띔해 주었다. 추위를 이겨낼 정도의 설렘으로 조금 일찍 출근길에 올랐다. 도착해서 간호복으로 갈아입자마자 4인실에 입원 중인 소녀에게 달려갔다.

  "○○야! 잘 지냈어?"
  "꺄! 선생님!"

나를 보곤 절대 내게서는 나올 수 없는 돌고래 소리를 지르며 반가워하는 모습을 보니 기다린 보람이 있구나 싶다.

"내가 얼마나 기다린 줄 알아? 선물 있어. 얼른 눈 감아봐!"

소녀가 길고 풍성한 속눈썹으로 눈을 닫으면 나는 서둘러 스티커를 이곳저곳 붙여낸다. 하얀 벽면, 병상의 커튼, 머리맡 상두대까지 별과 달을 붙이고는 병상 불을 모두 껐다. 이 순간을 얼마나 기다렸는지, 찰나의 순간이 첫 데이트에 나가는 것 보다 더 설레는 기분이 들었다.

"자! 이제 눈 떠도 돼!"

물음표와 설렘으로 가득한 표정인 소녀는 말이 끝나기도 전에 눈을 뜨곤 두리번두리번 선물을 찾는다. 동그란 눈이 어둠 속에서 빛나는 별들을 발견하고는 초승달처럼 휘어진다. 이내 꺄르르 소리를 내며 함박웃음을 짓는데, 어두움 속에서도 그 미소가 또렷하다.

그 웃음이 내가 붙인 별 보다,
창밖의 달보다도 반짝인다.
얼마나 찬란한지 어두웠던
온 세상이 순식간에 환해진다.
이날의 달과 별들이 소녀가 세 번째 항암치료를 이겨내는 동안 소녀의 곁에서 반짝여 주었다.

퇴원하는 날, 소녀는 달과 별들을 모두 떼어 자신의 다이어리에 옮긴 후 내게 쪽지 한 장을 건네었다. 쪽지를 읽는 순간 얼어붙은 세상이 봄이 되었다.

'제게 달과 별을 띄워 주셔서 감사해요.'
소녀답게 수줍게 쓰여진 글씨를 수십 번 다시 읽고 또 보고, 새기며 나는 그때 알았다.

아, 내가 하는 일은 그리고 해야 할 일은 누군가에게 달과 별을 띄우는 일이구나!

아쉽지만 감사하게도 그 쪽지를 마지막으로 나는 소녀와 지금까지 만나지 못했다. 한참 시간이 흐른 뒤, 궁금해서 기록을 찾아보니 마지막 항암치료를 끝으로 더 이상의 암세포가 보이지 않는다는 결과와 함께 완치판정을 받기까지의 5년을 지내는 중이었다.

5년이 지난 지금 그 소녀는 고운 아가씨가 되어 더욱 멋진 삶을 살아가고 있을 것이다. 어두운 저녁 환자들의 침상을 정리할 때면 이따금 소녀가 생각난다.
이제 더는 어두운 밤을 무서워하지 않을까?
혹시 유난히 별이 밝은 날에는 스치듯 나를 떠올릴까?

꼭 나를 생각해주지 않아도 좋다. 소녀가 건강한 모습으로 언제 어디서든 고개를 들어 하늘의 별을 볼 수 있다는 것만으로도 나는 감사하다. 그녀의 삶의 서랍 속에서 그때 그 순간이 추억으로 반짝인다면 나는 그것으로 되었다.

병원에서 나의 일은 달과 별을 띄우는 일이다.
나는 오늘도 아픈 이들의 하늘에 달과 별을 띄운다.
어두운 하늘이 조금이나마 반짝이기를 바라며.

의사가 되어 돌아온 환자 [13]

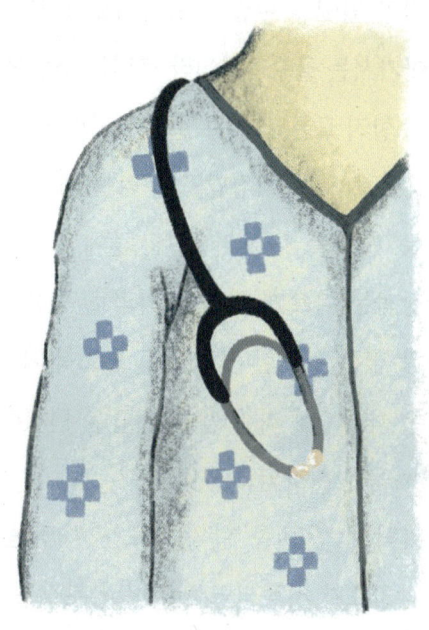

'5호에 있는 젊은 환자 우리 학교 본과 의대생이래.'

동기가 슬며시 와서 내 귓가에 속삭인다.

의대생이라고? 관심 없는 척하고 앉아서 기록을 살펴보니 이런, 꽤나 공격적인 미만성 거대 B세포 림프종이다. 처음부터 폐에 뚜렷하게 자리하고 있는 종괴가 있어서 수술과 항암치료가 불가피해 보였다. 더 나아가서는 골수이식이라 불리는 조혈모세포 이식까지도 해야 할지 모른다. 아주 길고 험난한 싸움이 될 것이다.

담당 환자로 배정받고 우리는 좁게 열린 커튼 사이로 처음 인사를 나눴다. 절망감에 우울할 것 같았던 내 예상과는 다르게 학생은 의외로 굉장히 의연했다. 아무 생각 없는 건조한 표정으로 노트북 게임을 하며 안부를 묻는 내게 "네"라는 짧은 대답을 던졌다. 그렇게 우리의 긴 싸움은 시작되고 있었다.

워낙에 림프종 항암치료는 악명높기로 유명하다. 항암치료가 시작되면서 역시나 부작용으로 입맛이 없어 죽 한술 뜨지를 않았고 병실 밖으로 발도 떼지 않으니 원래도 하얀 피부가 창백해 보일 정도가 되었다. 매일

음료수만 마시고 게임만 하는 아들이 뭐가 예쁘다고 학생의 부모님은 게임용 노트북까지 선물하며 이 긴 싸움을 응원했다.

아들의 투병을 지켜보는 부모님은 얼마나 속이 타들어 갔을까? 상처 하나를 더 줄까 싶어 혼내지도 못하고 눈치만 보셨을 것이 분명하다. 그래서 내가 대신 잔소리꾼이 되기 시작했다. 식사를 취소한다고 할 때마다 병실에 들어가 잔소리를 한바탕 쏟아냈다.

본과 3학년이면 배울 만큼 배우지 않았느냐고, 먹어야 버티니까 못 먹겠으면 억지로라도 삼키라고 호통치며 순순히 취소해주지 않았다. 햇살이 내리쬘 때면 나는 또 병실로 침입해서 환자를 질질 끌고 나왔다. 광합성이 얼마나 중요한지 알지 않냐는 잔소리를 덧붙이며 말이다.

몇 번 부딪히다 보니 정이 들었는지 우린 어느새 제법 대화다운 대화를 나누기 시작했다. 선생님에서 호칭도 누나로 바뀌었다. 학교생활 얘기도 하고 앞으로의 진로 얘기도 하며 꽤 많은 시간을 대화로 채웠다. 나중에 내과 의사가 되면 인간극장을 신청해주겠다고 농담을 주고받으며 보이지 않는 희망과 미래를 그렸다.

이후 항암치료와 함께 폐 부분 절제술을 받았고, 처음 예상대로 조혈모세포 이식까지 해야 하는 상황이 되었다.

조혈모세포 이식을 위해 마지막으로 일반병동에 입원했던 날이 우리가 환자와 간호사로 만난 마지막 날이었다. 우리는 여전히 쿨하고 멋있게 마지막 인사를 나눴다.

"잘하고, 잘돼서 보자!"

조혈모세포 이식을 위해 고용량 항암치료를 견뎌냈던 많은 날과 이식을 받던 날, 이식 후의 치료까지도 나는 기록을 찾아보며 멀리서 온 맘으로 응원을 보냈다. 이후 생착이 잘되어 퇴원했다는 소식을 들었을 땐 다신 환자로 병원에 오는 일이 없게 해달라고 기도했다.

그렇게 꽤 긴 시간이 지나고, 얼마 전 이 학생이

병동에 와서 '아이돌' 닮은 선생님을 찾았다는 얘기를 들었다. '아이 둘'이 아니라 '아이돌'이 확실함을 서너 차례 확인했다. 하지만 우리 병동에는 애석하게도 아이 둘인 사람은 있으나 아이돌은 없었으니 결국은 못 보고 돌아갔다고 한다. 내심 마주치지 못해서 아쉽다는 생각이 들었다.

며칠 뒤 다시 찾아온 학생과 마주했고 그 아이돌이 나라는 걸 알았을 땐, 건강히 다시 돌아온 것만큼 기뻤다. 이 나이에 아이돌이라니! 그간 잔소리한 보람이 있네. 의대생으로 병원 실습 중이라며 여러 번 왔었다고 말하는 모습에 괜스레 코끝이 찡해졌다.

환자복이 아닌 말끔한 정장 차림에 항암치료로 머리카락 한 올 없던 머리는 대단한 용기로 볶았을 히피펌이 자리하고 있었다. 여전히 하얀 피부의 학생은 배시시 웃으며 내게 말한다.

"저 혈액종양내과 의사가 될 거예요. 저도 겪었으니 환자를 더 잘 이해할 수 있지 않을까요?"

의사가 되어 돌아온 환자

아! 우리가 농담으로 나누었던 그 순간이 바로 지금이다.

환자와 간호사로 서 있던 그 자리에 이젠 의사와 간호사로 서 있는 우리를 보며, 다시 한번 우리의 첫 만남을 회상해 본다. 첫 만남의 의연함 그 속에는 온갖 두려움과 좌절과 절망이 자리하고 있었으리라 생각한다.

어리고 창창한 앞날을 걸어가던 학생은 죽음이 드리운 병상에서 얼마나 많은 꿈을 꿨을까?

그 꿈 중엔 분명 오늘이 있었을 것이다. 2년여를 함께한 병동에 돌아와 건강한 모습으로 인사하는 모습을 수도 없이 그려봤을 것이다. 죽을 것 같을 때마다 죽지 않고 반드시 살아내서 하얀 가운을 입은 모습을 생각하며 버텨냈을 것이 분명하다.

언젠가는 정말 내과 의사가 되어 청진기를 목에 둘러메고 본인과 같은 상황의 환자를 살펴볼 것이다. 그리곤 내게 말했듯 환자에게 이렇게 얘기하겠지?

"저도 못된 암에 걸렸었는데요.

지금은 암을 치료하고 있는 사람이 되었어요.

그러니 우리 잘 이겨내 봅시다."

오늘도 나는 드라마 속 주인공이 된다. 암 투병을 하던 환자가 의사가 되어 치료받던 곳에 다시 오다니,

이 정도 이야기는 드라마나 다큐멘터리에서나 볼 법한 이야기인데 이곳에선 현실이 된다. 환자들은 언제나 나의 인생을 감동적이고 따뜻한 드라마로 만든다.

이래서 내가 우리 환자들을 사랑하지 않을 수가 없다.

오늘도 우린 드라마를 만든다.
그것이 해피엔딩이든 세드앤딩이든
우리에겐 중요하지 않다.
그저 행복이 오늘을 살고,
찬란한 내일을 꿈꿀 뿐.

재발, 제발…. [14]

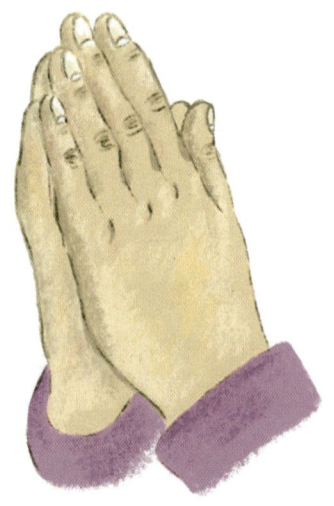

잠자리에 들기 위해 침대에 누우면, 그날그날 떠오르는 환자들의 이름을 읊으며 기도하는 버릇이 있다. 그리고 몇 달째 나의 밤에 빠지지 않고 불리는 청년의 이름이 있다.

1년 전, 오랜만에 젊은 남자 환자가 급성 림프구성 백혈병으로 입원 치료를 시작했다. 명문대를 졸업하고 국내 내로라하는 대기업에 단칼에 합격하여 입사 직전, 몸의 이상을 느끼고 검진을 위해 처음 병원에 방문했다. 안타깝게도 정밀검진 이후 결국 혈액암 진단을 받은 환자였다. 보통 젊은 환자들이 암 진단을 받으면 첫 단계로 '우울'을 겪는데, 이 청년은 많은 것들을 포기해야 하는 상황에서도 의외로 덤덤했다.

늘 여유로운 미소와 잔잔한 표정을 지었다.

덤덤한 청년의 옆에는 홀로 무거운 짐을 다 짊어진 듯한 부모님들이 있었다. 온 세상이 무너져 버린 것 같은 표정으로 청년의 옆에서 함께하고 있었다. 부모님의 마음을 위로하기라도 하듯 청년은 골수검사부터 시작된

많은 검사들을 묵묵히 진행했다. 검사가 끝나자마자 촌각을 다투는 치료이기에 지체할새 없이 항암치료를 위한 큰 관을 가슴 위쪽으로 삽입하며 그의 치료가 시작되었다.

청년이 시행한 항암치료의 끝은 골수이식 즉, 조혈모세포 이식을 위함이었다. 항암치료가 막바지에 이를 때쯤 병원에선 청년에게 맞는 조혈모세포를 찾기 시작했다. 우리나라는 한국 조혈모세포은행에서 기증을 관리하고 있는데, 아쉽게도 은행에는 유전자가 맞는 기증자가 없었다. 어쩔 수 없이 차선책으로 유전자 적합성이 절반 정도 맞는 누나의 조혈모세포를 이식받아야 하는 상황이었다. 누나와의 적합성 검사가 모두 끝난 뒤, 청년은 조혈모세포 이식을 위한 본격적인 준비에 돌입했다.

이식 날짜가 확정되면 기증받을 환자는 우리가 병원에서 흔히 말하는 D-day(이식을 실행하는 날)까지 목숨을 담보로 한다고 해도 과언이 아닐 정도의 엄청난 치료가 시작된다. 지금까지와는 다른 어마어마한 수준의 고용량 항암제로 환자의 모든 세포를 죽이고 또 죽이며 이식을 받아들일 몸을 준비한다. 이 시기에 혹여 기증자의 변심으로 조혈모세포를 기증하지 않겠다고 하면 환자는 사망할 가능성이 아주 크고 실제로 이러한 경우가 더러 있다.

  그렇게 청년은 자신과의 전쟁을 시작했고, 의료진도 그 전쟁의 병사로 힘을 더했다. 무균 병동에 입실 후 조혈모세포를 위한 고용량 항암치료를 무사히 견뎌내고 누나의 조혈모세포를 받은 환자는 이상하리만치 이렇다 할 이식거부 반응 없이 무사히 퇴원할 수 있었다. 예상보다 수월한 싸움이었다.

  조혈모세포 이식 후 3개월, 이식 후 골수 상태를 보기 위한 골수검사를 하기 위해 입원 온 청년의 모습은 비교적 가벼운 컨디션을 보였다. 쑥스러운 미소를 띠며 인사를 건네는 청년의 모습을 보며 골수검사 결과가 깨끗하기를 바라고 또 바랐다. 다시는 볼 일이 없을 거라 생각하고 서로 농담 어린 마지막 인사를 나누기도 했다.

며칠 후, 아침에 출근해서 입원환자들을 살피다 보니 입원 올 일이 없을 거로 생각했던 청년의 이름이 입원명단에 올라와 있었다. 순간 아찔한 생각에 지난번 골수검사 결과를 조회했다. 제발 이것만은 아니길 바랐는데…. 이런, 재발이다. 자취를 감추었던 암세포들이 어느새 다시 나타나 청년의 골수에서 버젓이 모습을 드러내고 있었다. 맥이 풀리는 기분이 들며 온몸에 힘이 빠졌다.

암 환자들은 진단부터 치료까지 험난한 길을 거닐지만, 치료가 끝났다고 해서 편해지는 것은 아니다. 실제로 치료가 끝난 환자들은 완치판정을 받기까지의 5년 동안, 그리고 이후로도 계속해서 재발이라는 악몽에 시달린다.

암의 재발은 첫 치료보다 훨씬 어렵고 예후가 좋지 않기 때문이다. 나도 엄마의 치료가 끝난 뒤에도 많은 기간 동안 재발을 두려워했고 지금도 마음속 어딘가엔 재발에 대한 불안함이 자리하고 있다. 그만큼 재발은 암보다도 더 끈질기게 환자들을 괴롭히는 단어였다.

두 번째 치료를 위해 입원 온 청년의 모습은 처음 입원 왔을 때의 모습과는 확연히 달랐다. 지금까지 겪어온 모든 것들을 한 번 더 감내해야 한다는 생각에 처음으로 눈물 지었다.

 처음 겪을 때 맘껏 우울하지 못했던 마음까지 배가되어 청년의 마음은 바닥 그 아래까지 곤두박질치는 것이 눈에 보일 정도였다. 갈 때마다 수줍은 미소를 보여주던 얼굴은 이젠 더 이상 웃지 않는다. 그러곤 서서히 웃는 날보다 우는 날이 더 많아지기 시작했다.

 엎친 데 덮친 격으로 청년의 몸 안에선 거대 바이러스가 자라나기 시작했고 이를 잡아내기 위해 어마어마한 양의 항생제와 항바이러스제가 투여됐다. 몸속 깊은 곳까지 뿌리내린 균들은 청년을 통째로 쥐고 흔들기 시작했다. 결국 일반병실에서는 치료할 수 없는 접촉성 바이러스가 검출되어 청년은 격리병동으로 옮겨졌다.

 퇴근길 로비에서 마주친 청년의 아버지는 꼭 자신이 환자인 것 마냥 눈에 띄게 수척했다. 나에게 힘없이 인사하는 마른 어깨를 보는데 마음이 구겨지는 느낌이 든다. 어떠한 위로의 말도 건넬 수 없었다.

어떠한 문장으로도 그 마음을 위로할 길이 없고, 나의 어쭙잖은 위로가 꼭 실례가 될 것만 같았다. 자식의 아픔을 바라봐야만 하는 부모의 마음을 나는 단 한켠도 헤아릴 수 없을 것이기 때문이다. 그저 식사 거르지 마시라는 말만 건넬 뿐이었다.

우린 이제 두 번째 긴 싸움을 위해 이전보다 단단한 마음으로 전쟁에 나갈 채비를 한다. 청년의 허무한 마음까지 채워줄 수 있게 우리가 더욱 담대한 용기를 가져야만 한다. 나는 오늘도 이름을 몇 번이고 부르며 기도한다. 혹시나 나의 간절함이 하늘에 닿아 아픔이 조금이라도 줄어들 수 있다면 나는 이 기도를 멈추지 않을 것이다.

지금, 이 순간에도 청년은 격리병실에서 사활을 건 외로운 싸움을 이겨내고 있다. 두 번째 조혈모세포 이식을 위해 다시 한번 자신을 죽이고 또 죽이며 뼈를 깎아내는 시간을 겪어 내야 한다.

하지만 분명히 이겨낼 것이라고 믿는다.

두 번째 골수이식을 무사히 끝내고 다시 병동으로 돌아오는 날 꼭 말해 주고 싶다.

오랫동안 기다렸다고,
고생 많았다고,
살아줘서 고맙다고….

진짜 사랑 [15]

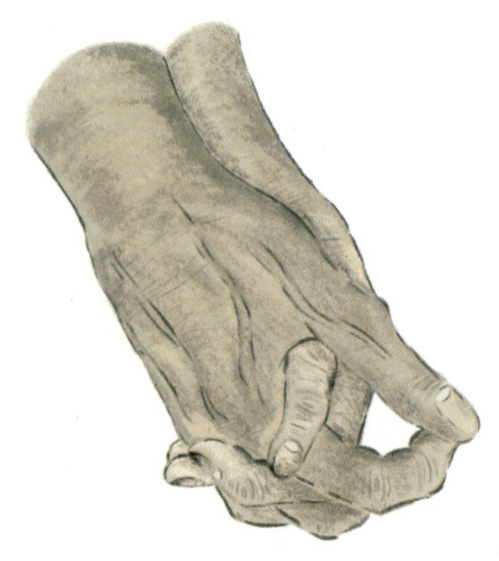

병동에 아주 오래된 할머니 환자분이 계신다. 오랜 기간 입, 퇴원을 수없이 반복하고 몇 번의 큰 수술과 항암치료, 방사선 치료를 견디어 내시면서도 늘 희망을 잃지 않으시는 밝고 유쾌한 환자분이셨다. 웃으실 때마다 눈꼬리와 입꼬리 만나려고 하는 듯한 표정을 짓는데, 꼭 소녀 같다.

그 옆에는 항상 단정한 옷차림으로 머리카락 한 올 빠질세라 정갈하게 머리를 빗어 넘기시곤 해가 뜨자마자 할머니를 보러 오시는 할아버지가 계신다. 할머니는 매일 아침 해가 뜨기도 전에 불을 켜고 꽃단장을 시작하신다. 하얗게 백발이 된 머리를 참빗으로 빗어 내리고, 검붉은 립스틱을 입술에 찍으신다. 키가 작으셔서 옷걸이에 손이 닿지 않는 할머니는 항상 내게 꽃분홍 카디건을 내려달라고 하신다. 그렇게 단장이 끝나면 할머니는 할아버지가 오실 즈음엔 엘리베이터가 보이는 유리문 앞을 서성이며 소녀처럼 할아버지를 기다리신다.

허리뼈 쪽으로 전이된 암세포도 할머니의 사랑은 이길

수 없다는 듯이, 문밖을 바라보는 할머니의 허리는 여간 꼿꼿하다. 언 60년을 함께 보내고도 떨어져 있는 하루의 밤이 참으로 길으셨나 보다.

엘리베이터의 숫자가 1층을 나타내다가 2층, 3층, 4층, 5층으로 바뀔 때면 할머니의 허리가 점점 더 꼿꼿해진다. 5층을 지나쳐 6층이 되면 그녀의 어깨가 살짝 내려가는데, 나의 버르장머리는 여든이 넘은 할머니가 귀엽다는 생각이 든다.

그러다가 5층에서 불빛이 반짝이기 시작하면 할머니의 눈빛도 반짝이기 시작한다. 발을 동동 구르시며 초롱초롱한 눈빛으로 아직 미처 열리지 못한 엘리베이터 사이를 비집고 들어가신다. 낙엽만 봐도 꺄르르 소리를 머금은 열일곱의 미소로 환하게 웃으시는 걸 보니 할아버지가 오셨나 보다. 열일곱 할머니의 미소에 삽시간에 우리 병동이 환해진다. 역시나 머리카락 한 올 나올 틈 없이 정갈한 머리와 매무새를 차리신 할아버지가 할머니의 두 손을 꼭 붙들고 걸어오신다.

"선생님들 밤 동안 고생하셨습니다. 좋은 아침이에요."

이렇게 할아버지와 할머니, 그리고 우리의 하루가 시작된다. 할아버지와 할머니는 손을 꼭 붙들고 병동을 거니시며 함께한 인생의 이야기들을 나눈다. 온종일 이야기꽃을 피우시는데도 매일 매일 끊임이 없는 걸 보면 그들이 살아온 인생이 참 깊다는 생각이 든다.

이렇게 우리는 두 계절을 보냈다. 계절이 지날 때마다 할머니의 허리도 점점 굽어져 갔다. 어느샌가 새벽녘 문 앞의 설레는 기다림도 볼 수 없게 되었고 할아버지와 할머니의 병동 나들이도 어려워졌다. 결국 할머니는 허리뼈의 암세포를 제거하기 위해 큰 수술을 결심하셨고, 다시 한번 희망을 품고 수술대에 오르셨다.

하지만 마지막 수술을 겪으시고는 휠체어를 타기 어려울 정도로 상태가 끊임없이 악화되었고 때때로 섬망과 혼돈을 보이시며 힘들어하셨다. 견딜 수 없을 만큼의 고통스러운 통증은 할머니의 정신을 앗아갈 정도였다. 그럼에도 불구하고 정신이 온전할 때면 '할 수 있다'라고 되뇌시기를 반복했다. 여러 날 동안에도 차도가 없이 악화되는 상태를 지켜볼 수밖에 없었고, 그때마다 할아버지는 할머니의 손을 잡아주고 조용히 품에 안아주실 뿐이었다.

이렇게 강건하고 힘찬 장정 같으시던 할머니가, 결국 오늘 어린아이처럼 엉엉 울어버리셨다. 할아버지도, 다른 환자들도, 우리 간호사들도 할머니의 눈물을 처음 보는지라 매우 당황했다. 이내 희미하게 붙들어 있는 정신으로 아이처럼 울며 할머니는 말씀하신다.

"나 너무 아파요.
너무너무 아파서 견딜 수가 없어요.
그래도 할아버지만 괜찮으면 돼요.
당신만 건강하면 나는 그걸로 돼요.
아픈 건 내가 할 테니 당신은 건강해야 해요."

나는 이 순간 깨닫는다.
'아, 이것이 사랑이구나.'
내가 그동안 무수히도 내뱉었던 사랑이란 단어가 사랑의

본체 앞에서 숨어들고 싶어졌다. 우리는 이 사랑의 광경 속에서 너나 할 것 없이 모두 할머니와 함께 울었다. 이 사랑의 주인공인 할아버지는 당신의 흐르는 눈물은 채 닦아내지도 못하면서 할머니의 눈물 젖은 뺨을 연신 쓰다듬으신다.

나는 이곳에서 진짜 사랑을 배운다. 내가 이곳에서 배우는 사랑의 실체는 그동안 내가 알고 있었던 그 어떤 종류의 사랑보다 더 진실하고, 더 깊고, 애처로우며 더욱 진하다. 내가 지금 보는 이 마음들을 사랑이란 두 글자에 다 담아내기에 차마 부족함을 느낀다. 본인의 죽음 앞에서마저 사랑하는 이를 먼저 두는 것을 보며 이것이 사랑이 아니면 대체 무엇을 사랑이라 해야 할지 모르겠다.

마음을 다해 사랑을 주기도 어렵지만 있는 그대로 받아 내는 것 또한 쉽지 않은 이 시린 세상 속에서 이리도 순수하고 애틋한 사랑이 있음에 오늘도 반짝이는 하루이다.

누군가를 사랑하고 또 사랑받는다는 것은
이렇게 아름다운 것이구나.

질문과 답 [16]

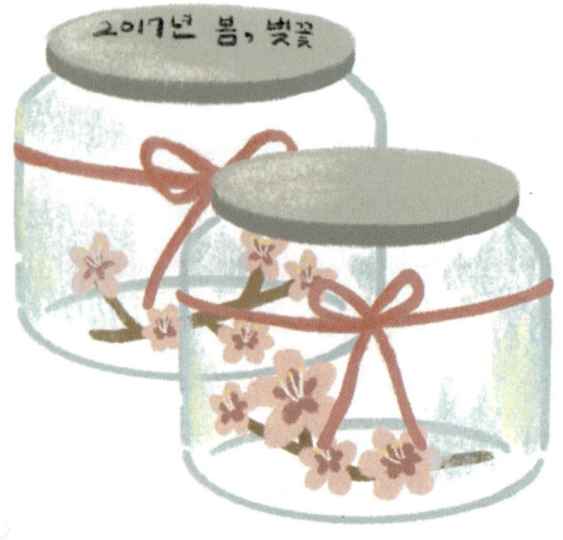

암 병동에도 성수기가 있다. 채용 전 검진과 검진 센터의 건강검진 프로그램 및 국가 검진이 시작되고 이에 맞춰 초진 환자가 많이 늘어나는, 바로 3월이다. 날이 따뜻해지기 시작하고 꽃이 피면서 마치 한강의 벚꽃 축제처럼 병원도 북적거리기 시작한다.

봄꽃의 만개와 함께 40대 초반의 젊은 환자가 입원 왔다. 이 환자는 건강검진을 통해 처음 암을 발견했지만, 안타깝게도 전신으로 전이 되어 있었다. 엉켜버린 실타래처럼 어디서부터 시작된 건지 가늠하기 힘들 정도로 온몸에 퍼져 있는 상태였다. 첫 입원 당시 급격히 안 좋아진 상태로 중환자실에서 먼저 치료받았고 이후 우리 병동에 들어올 때는 짧은 기간 동안 많이 지친 듯 보였다. 암이란 병을 진단받은 것도 버거운데 다발성 전이에, 중환자실까지…. 모든 것이 견디기 버거웠으리라. 하지만 매우 수척해 보이는 표정에도 불구하고 예쁘고 고운 얼굴을 가릴 순 없었다.

마치 봄꽃같이 고운 환자에겐 고등학교 2학년 딸과 중학교 1학년 아들이 있다. 처음 아이들을 보곤 자녀라고는 생각도 못 하고 동생이냐고 묻는 내 질문에 환자가 처음 옅은 미소를 보였었다. 그렇게 봄과 함께 우리의 시간도 흐르고 있었다.

어느 날, 환자의 머리맡에 못 보던 그림 한 장이 놓여있다. 나무 그림이었는데 색연필로 그려낸 꽃나무 밑에는 '엄마 바깥엔 꽃이 아주 예뻐. 내년엔 함께 꽃놀이 가자.'라고 적혀있다. 꽃이라고 적혀있지 않았더라면 꽃인지 열매인지 모를 불그스름한 무언가와 삐뚤빼뚤한 글씨를 보니, 이건 누가 봐도 아들이 적은 것이 분명하다.

"아드님이 로맨틱하네요."

그림에 대한 나의 감상평에 환자는 창밖을 주시하며 무심한 듯 툭 질문을 던진다.

"저한테 내년이 있을까요?"

눈을 돌려 환자를 보니, 가녀린 환자의 몸에 관이 4개나 꽂혀있다. 위와 장이 지나는 길을 종양이 막아

계속 토하고 복압이 차올라서 꽂은 비위관, 두 개의 신장이 모두 기능을 하지 못해 꽂은 신루관과 소변줄, 담관이 막혀 담즙이 체내에 쌓이는 걸 막기 위한 담즙 배액 관이 있었다. 그 순간 환자의 CT와 수많은 검사 결과들이 모여 내 앞에 한 폭의 그림처럼 그려졌다. 대장부터 시작한 암의 줄기가 담낭, 복막, 위까지 막았고 신장을 망가뜨린 채로 이제 서서히 간 쪽으로 진행되고 있었다. 꽃나무 그림으로 겹쳐진 환자의 모습은 내년은커녕 내일도 불투명해 보였다.

내가 그동안 겪어온 의학적 지식과 경험들을 통틀어도 환자에게 내년은 기적이 아니고서야 힘들 것이다. 나의 얄팍한 거짓으로 그의 깊은 걱정을 위로할 수 없다는 것을 안다. 이에 나는 질문에 대답을 건너뛰고 되레 질문했다.

"내년에 뭐 하고 싶으세요?"

환자는 대답 없이 여전히 창밖을 주시한다. 그러곤 고민하듯 빙 둘러보기 시작한다. 찻길로 다니는 차들을 보다가 걸어 다니는 사람들을 쳐다본다. 교복을 입은 소녀들을 쳐다보고, 길가에 나와 김밥을 파는 아저씨를 쳐다본다. 원하는 것이 없다는 듯이 다시 한번 눈을 돌리다가 이내 바람에 시선을 멈춘다. 한참이나 바람과 함께 춤추는 벚꽃잎의 춤사위를 지켜보다가 대답한다.

"벚꽃 구경 가야죠."

그날 퇴근길, 주차장으로 향하는 길목을 지나다가 만개한 벚꽃 나무 앞에 섰다. 환자의 시선이 머물렀던 그 나무이다. 살랑이는 밤바람에도 꽃잎이 흐드러지게 떨어진다. 얼마 피우지 못하고 떨어지는 벚꽃 잎을 보며 환자는 어떤 생각을 할까. 이내 정류장으로 가는 걸음을 돌려 잡화점에서 딸기잼을 담을법한 작은 유리병 몇 개와 분홍 리본 끈을 샀다.

다음날 출근길, 서둘러 나와 다시 그 나무 앞에 섰다. 어제 산 유리병에 떨어진 벚꽃을 담았다. 주워 담다 보니 예쁜 꽃들이 없어서 가지 몇 개를 꺾어 냈다. 꽃은 꺾으면 안 되는데, 도착할 곳이 어딘지 안다면 나무도 흔쾌히 일부를 내줬으리라 위안을 삼으며 가장 예쁜 가지들로 골라냈다. 분홍 리본을 묶고 유리병 뚜껑에 네임펜으로 적었다.

'2017년 봄, 벚꽃'

유리병 두 개를 품 안에 숨기고 환자의 병실로 달려갔다. 여전히 환자의 시선은 창밖에 있었다. 어쩌면 까치발을 딛고 예쁜 가지를 얻기 위해 폴짝 뛰는 내 모습을 봤을지도 모른다. 모른 척 환자에게 형식적인 인사를 건넸다.

"안녕하세요. 오늘 날씨 참 좋죠?"
"그러네요"

시선을 돌리지 않으며 대답하는 환자의 텅 빈 손에 벚꽃이 담긴 유리병 두 개를 놓았다. 차가운 유리의 기운이 손에 닿자 살짝 움찔하며 이제야 창밖의 시선을 데려온다. 손에든 유리병을 쳐다보며 말로는 좀처럼 설명하기 힘든 표정을 지었다. 살아오며 마주한 어느 얼굴도 이러한 표정은 없었다. 알고 있는 단어들로 정의하기 어려운 많은 감정이 담겨있는 표정이었다. 오랫동안 말없이 유리병을 보던 환자가 처음으로 나와 시선을 맞추며 입을 뗀다.

"덕분에 내년이 오지 않아도 아쉽지 않겠어요."

나는 이날 환자의 질문에 어떤 대답을 주었을까? 마지막을 앞둔 환자들의 질문은 주로 내가 아는 것들에서 답을 찾기 어렵다. 그리고 내 대답이 환자들에게 어떠한 답이 되었는지 알 수도 없다. 많은 질문 속에서 조금이라도 더 나은 답을 주기 위해 매일 노력할 뿐이다.

환자들은 늘 어려운 질문을 던지고,
나는 그것의 답을 찾아가며 성장한다.

타이틀전 [17]

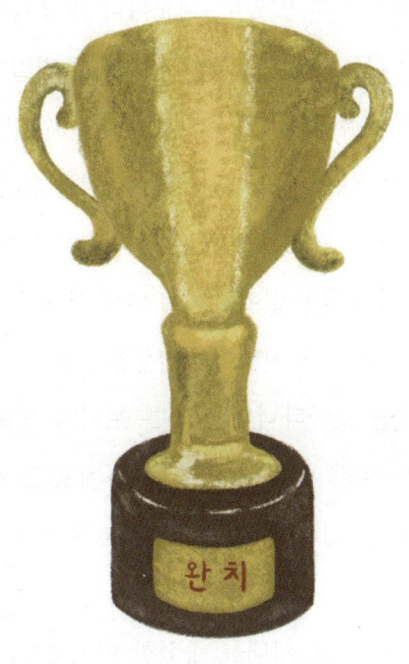

어느 날 골수이형성증후군 환자들의 치료 후기를 검색하다가 어느 환자의 투병일기가 담긴 글을 보았다. 몇 개의 글을 읽다 보니 작성자가 우리 병동에 입원한 환자라는 것을 알았다. 진단 때부터 써 내려온 투병일기를 읽으며 울고 웃다가 실제로 환자가 경험하는 고민들과 걱정들을 알아갈 수 있었다. 더군다나 워낙에도 우리와 많은 대화를 나누지 않았던 환자였기에 투병일기를 읽은 후에 환자와 더 유익하고 많은 대화를 나눌 수 있었다.

일기의 주인공은 꽤 오래전부터 이 병을 앓고 있었다. 우연히 방문한 병원에서 2016년 첫 진단을 받았고, 이후 3년 동안 병의 진행이 없어서 치료 없이 살펴만 보던 차에 고열과 복통으로 병의 진행이 시작됨을 알았다.

많은 병원을 돌아다니며 상태를 보다가 결국 환자의 동문병원인 우리 병원에 입원해서 치료를 시작하게 되었다. 2020년 3월즈음 이었고 환자의 나이는 서른이었다.

청년은 우리 학교 체대를 졸업한 인재였는데 전공은 테니스였다. 초등학생 때부터 테니스 선수 생활을 하다가 몇 년 전부터 코치를 하는 중이었다. 평생 운동을 해온 사람이기에 다른 이들보다 훨씬 체력도 좋았을 것이고 건강에 대한 자신감도 높았을 텐데 몹쓸 병에 걸려버린 것이다. 하물며 운동선수에게 암이라니, 작은 부상으로도 운동선수에겐 사형선고라고 할 정도인데 암은 정말 청천벽력 같았으리라.

병이라는 게 특히나 운동으로 직업을 가진 사람들에게는 더욱 잔인하다. 치료 후에 체력을 끌어 올리는 데까지도 오래 걸리고 다시 운동을 하기 위한 재활 기간이 치료보다 더 긴 싸움이 될 수 있기 때문이다.

하지만 처음 만난 청년은 무척 씩씩하고 해맑았다.

나도 긍정으론 어디 가서 빠지지 않는데 이 청년에게는 비할 바가 아니었다. 서글서글하게 웃으며 별거 아니라는 듯이 말하는 모습을 보니 우리에게도 암이 별거 아닌 듯한 느낌이 들었다.

하지만 이후 치료 하나하나마다 걸림돌이 있었던 청년은 내가 병동에서 만난 환자 중 가장 다사다난한 시간을 보냈다.

첫 항암치료를 진행 중에 볼 위로 뾰루지가 올라왔다. 처음엔 대수롭지 않게 생각했으나 쌀알만 한 뾰루지는 순식간에 얼굴 전체로 퍼지기 시작했다. 조직검사 결과로는 곰팡이 감염이었지만 항암치료로 면역력이 바닥을 친 상태여서 치료제를 써도 좀처럼 나아질 기미가 보이지 않았다. 구릿빛 피부에 서글히 미소 짓던 잘생긴 얼굴 위로 새까만 딱지가 온통 자리를 잡았다. 하루에도 몇 번씩 상처 부위를 소독하고 닦아내 주면서도 더 심해지기만 하는 상처에 마음이 안 좋았지만, 청년은 시원하게 욕 한번 내뱉고는 곧 좋아질 거라며 오히려 우리를 달랬다.

세 번째 항암치료 후에는 다리 쪽 피부에 이상이 생겼다. 종아리 옆으로 불그스레 올라온 상처가 곪아가기 시작했고 이번에는 호중구성 감염이었다. 걷는 것조차 힘들어져서 침대 앞 화장실을 가다가 넘어지기 일쑤였다. 하지만 이런 많은 부작용들을 겪어가면서도 청년은 '살 수 있다'라는 희망을 포기하지 않으며 의지를 굳게 다져갔다. 대단한 정신력이었다.

이 정신력으로 많은 장애물을 뛰어넘고 나서야 비로소 이식을 받을 수 있었다. 늘 환자 옆자리에 누워있던 예쁘장한 막내 누나의 조혈모세포를 받았다. 이식 후에는 지금까지의 다사다난함은 어디 갔냐는 듯이 멀쩡했다. 보통 이식거부반응과 함께 부작용이 나타나기 마련인데 컨디션이 조금 떨어진 것 외에는 항암치료를 진행할 때보다는 의아할 정도로 상태가 좋았다. 식사도 생각보다 제법 잘하는 편이었고, 이식 후 병동으로 돌아와서부터는 병동을 하루에도 몇 바퀴씩 돌며 운동을 할 정도였다. 이렇게까지 아무렇지 않아도 되나? 라는 생각이 어렴풋이 들었지만, 그런 생각은 기우라는 것을 보여주며 한결 좋아진 모습으로 퇴원했다. 이때만 해도 다신 못 볼 일이 없을 거라고 생각했다.

 이식 후 시행한 첫 골수검사에서는 무난하게 생착이 되어가고 있었으나 컨디션에 비해 좀처럼 검사 결과의 수치들이 오르지 않고 계속 아래에서 머물고 있었다. 결국 조금 당겨서 두 번째 골수검사를 진행했다. 모두가 걱정했던 대로 재발이었다. 재발로 인해 수치가 불안정하고 계속 낮은 추세를 유지했던 것이다. 암세포들이 조금씩 고개를 내밀고 있는 것을 보고도 환자는 다시 하면 된다고, 한번 해봐서 더 잘할 거라고 웃으며 얘기했다.

첫 번째 조혈모세포 이식 후 6개월 만에 다시 입원 온 환자는 한 번 더 출발선 앞에 섰다. 한번 해봐서 더 잘할 거라고 생각했지만, 이미 경험한 고통은 더 겁나고 더 힘들었을 것이다. 이전과 똑같이 항암치료를 위한 관을 삽입했고, 더 독한 항암제 투여가 시작됐다. 때로는 이유 모를 고통에 몸부림쳤고 춥고 더움을 반복하며 오한에 시달리기도 하며 점점 편하게 잠을 자는 날이 적어졌. 이러한 악조건 속에도 청년은 끊임없이 병동을 걸으며 운동했고, 살겠다는 의지만은 포기하지 않았다.

우여곡절 끝에 이번엔 첫째 누나의 조혈모세포 이식을 진행하기로 했다. 누나가 셋이나 되어 다행이라며 웃어 보이는 환자 뒤로 슬픔이 엿보이기 시작했다. 티를 내지는 않았지만, 환자의 눈꼬리에는 어느샌가 눈물이 매달린 날들이 많아졌다. 울었냐고 무슨 일이냐고 물어보면 손사래를 치며 남자다운 척하는 모습이 어디에도 기댈 곳이 없어 보여 안타까웠다. 슬픔은 나눠야 줄어드는데 혼자서 끙끙거리며 버티고 있으니 속 안에서 점점 쌓여 곪아가고 있었을 것이다.

두 번의 조혈모세포 이식을 받는 환자는 내게도 처음이어서 많은 걱정이 앞섰지만, 역시나 이번에도 무사히 이식을 견뎌내는 모습을 보고 마음으로 우렁찬 박수를 보냈다. 이전보다는 부작용이 심해 보였지만 무난하게 무균 병동에서 퇴실할 수 있어 보였다.

두 번째 골수 이식 후 병동으로 돌아오던 날, 만나자마자 청년은 오랜만에 웃으며 인사를 건넨다.

"결혼 잘하셨죠? 결혼 축하해요."

머리에는 수술캡을 둘러쓰고 피가 가득 찬 소변 주머니와 앙상하게 말라버린 팔로 휠체어를 타고 와서는 내게 결혼식을 잘 치렀는지 물었다. 지금 누가 누구 걱정을 하는 건지 모르겠다. 힘없이 웃어 보이는 표정은 그간 내가 봐왔던 모습과는 사뭇 달랐다. 이전에는 생기있는 미소였다면 이제는 다소 메마른 미소처럼 느껴졌다. 다리 한쪽이 살이 베이는 고통에 시달려도 본인의 두 발로 걸어내던 청년이 휠체어를 탄 모습이 굉장히 낯설게 느껴졌다.

끊임없이 지속되는 바이러스의 출현과 꼬리에 꼬리를 무는 증상들로 인해 청년은 많이 지쳐있었다. 거기에 출혈성 방광염까지 진행되어 소변줄을 삽입한 채로 24시간 내내 식염수로 방광을 세척해줘야만 하는 상황이었다. 1초라도 세척이 멈추면 말로 표현할 수 없는 고통에 몸부림쳤다. 거대세포 바이러스, 곰팡이, 접촉성 바이러스 등 우리가 알고 있는 수많은 바이러스가 온통 출현하며 청년의 손목을 잡아채고는 놓아주지를 않았다.

몸 상태가 호전 없이 악화하기만을 반복하자 이내 정신적인 스트레스로 매일 밤을 설쳤고 점점 피폐해져 가는 모습이 눈에 선명했다. 긍정의 아이콘이었던 모습은 온데간데없었다. 이때부터 청년은 '죽음'이라는 단어를 말하기 시작했다. 이전에는 살겠다는 의지로 온통 가득했는데 그 의지 사이로 죽음이 비집고 들어와 버리니 순식간에 그동안 쌓아온 멘탈이 무너져 내렸다.

하지만 죽음을 체감하면서도 청년은 끝끝내 포기하지 않았다. 수많던 고통의 순간들을 이를 꽉 물고 견디고 이겨냈다. 병동으로 올라와서 2주가 고비일 거라고 마음의 준비를 단단히 하라고 했던 의료진의 예상과는 다르게 2개월이 지났고, 무려 6개월이 넘은 지금까지도 하루하루 또다시 버텨내고 있다.

정신이 피폐해지고 우울증과 공황장애로 매일 밤 하늘에 있는 별을 다 세고 또 세다가 아침을 맞이할지라도 오늘을 살아내고 있다. 이런 말도 안 되는 의지로 얼마 전 골수검사에서 이상 없이 깨끗하다는 결과지를 마침내 손에 쥐어냈다.

청년의 투병기는 마치 사활을 건 챔피언 타이틀전 같았다. 많은 불합리한 조건 속에서도 오직 정신력으로 무장되어 경기를 치르는 선수 같았다.

순간마다 심장이 쫄깃하고 손에 땀을 쥐게 하는 경기력으로 이 선수의 경기를 직관하고는 팬이 되지 않을 수가 없었다. 얼마나 많은 고비와 도전들이 있었는지 모른다. 그리고 앞으로도 많은 날들이 쉽지만은 않을 것이다. 그럼에도 불구하고 암이라는 병을 제압하고 수많은 악조건과 슬럼프를 이겨내며 반드시 챔피언 타이틀을 거머쥘 것이라고 나는 믿어 의심치 않는다.

앞으로 견뎌내야 하는 5년의 시간, 그리고 그 이후로 걸어갈 많은 걸음들에 열렬한 나의 응원을 보낸다.

지금까지 버텨낸 의지와 정신력으로
반드시 이 경기에서 승리하기를,
당당하게 완치의 트로피를 올려내기를 응원한다.

친구 18

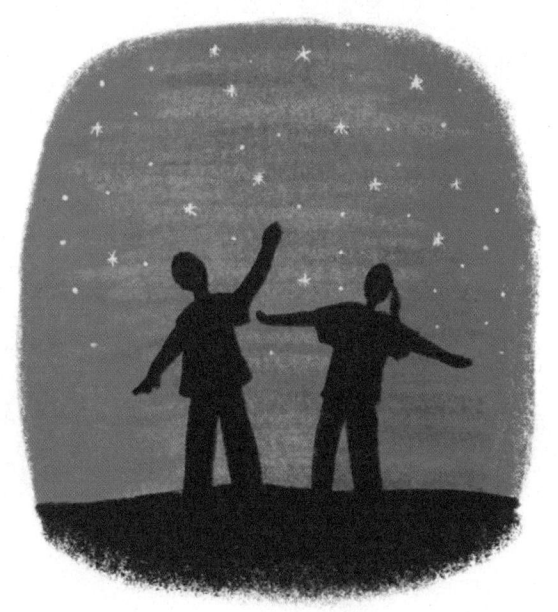

'카톡- 카톡-'

쉬는 날인데도 병원 동기 단체카톡방이 시끌시끌하다. 오늘의 주제는 뭐지?

'대박- 젊은 남자 환자가 입원 왔는데 너무너무 잘생겼어!'

쉬는 날 카톡방이 불이 날 정도로 잘생겼을 환자가 내심 궁금해진다.

겨울의 기운이 채 남아있는 2월, 도도한 모습으로 다리를 꼬고 침대에 앉은 모습으로 우린 처음 마주했다. 햇살에 반짝이는 하얀 피부에 오똑한 콧날, 쌍꺼풀이 짙게 자리한 큰 눈이 그려내는 예쁜 미소까지. 지금 당장 연예인을 해도 늦지 않았을 만큼의 외모였다. '카톡방이 불이 날만 하네.'라고 생각하며 상태를 살피려고 둘러보는데, 환자복 사이로 쭉 뻗은 팔과 다리에 문신이 한가득이다. 첫인사도 잊은 채 질문을 던졌다.

"대체 문신이 몇 개예요?"

나의 거침 없는 질문에 문신이 주는 강인함과는 상반되는 수줍은 미소를 지으며 고개를 숙인다. 얼레?

 그러고는 대답을 회피한다. 보이는 이미지 와는 다르게도 굉장히 수줍어하고 내성적인 스타일 인가보다. 그날 나는 환자의 담당 간호사였음에도 불구하고 거의 얼굴을 보지 못했다. 저마다 잘생긴 환자의 얼굴을 알현하기 위해 무슨 일이 있을 때마다 돌아가며 다른 간호사가 들어갔으니, 나중에 들어보니 환자도 담당 간호사가 누구였는지 몰랐었다고 한다.

 수줍고 어리둥절한 모습의 환자는 이미 혈액검사에서 혈액암이 뚜렷하게 예상되었기에 확진을 받기 위한 검사들을 진행했다. 보통 혈액암은 혈액검사에서 일차적으로 알아차릴 수 있고 골수검사를 통해 확진을 결정하게 된다.

 골수검사는 환자들이 가장 무서워하고 두려워하지만, 진단에 있어서 필수 불가결한 검사이다. 얇은 빨대 두께 정도 되는 바늘을 장골이라 부르는 엉덩이 위쪽 뼈에 꽂아 뼈 안에 흐르는 골수와 조직을 채취하는 검사이다.

바늘의 두께도 두꺼운데다가 조직을 채취할 때 들리는 소리가 얼마나 공포스러운지 옆에서 어시스트를 설 때도 온몸의 털이 삐쭉 서는 기분이 들곤 한다. 또한 시행하는 의사의 스킬도 영향을 미치는 검사라서 환자의 골수와 의사의 합이 맞을 땐 20분 안에 끝나기도 하지만 반대라면 2시간도 넘게 걸리는 검사이다.

처음 골수검사를 접하는 환자들에게는 있는 대로 겁을 주곤 하는데 어떻게 설명해도 그보다 더 아픈 고통이기 때문이다. 그리고 보통 젊은 환자들은 어르신 환자들보다 더욱이 고통스러워한다. 소리를 지르다 지르다 못해 결국 욕을 한 사발 내어놓는 일도 있었다. 반면에 어르신들은 잘 참아내시는 걸 보니, 삶의 고난보다는 이 고통이 덜한 걸까 하는 생각도 든다.

젊은 청년도 골수검사를 앞두고 시름시름 앓기 시작했다. 아프냐고 백번쯤 물어보고 인터넷 후기도 읽어보며 마인드 컨트롤을 해가는 모습을 보고 나는 속으로 생각했다. '무엇을 상상하든 그 이상이리라'

드디어 대망의 골수검사의 날이 되었고 검사를 하기

위해 환자의 환의를 올리고는 나는 또다시 내 눈을 의심했다. 환자복에 가려져 보이지 않던 등판에도 온통 문신뿐이었다. 그나마 다행인 것은 무서운 용 그림은 아니었다는 정도. 시술이 시작되고 아니나 다를까 환자는 괴성을 지르다 못해 다큐멘터리에서나 들어본 익룡 소리를 냈다. 환자들이 너무 아파하는 모습을 보면 검사를 시행하는 의사들도 힘들기는 마찬가지이다. 소리를 지르는 환자에게 원하는 깊이로 찌르는 것은 매우 힘든 일이 아닐 수 없다.

한창 골수검사가 진행 중이던 때에 갑자기 환자의 휴대폰이 울렸다. 당연히 못 받을 줄 알고 음소거라도 할까 싶어서 걸어가는데, 번호를 확인한 환자는 황급히 전화를 받았다. 살다 살다 골수검사를 시행하다가 전화를 받는 환자는 처음 봤다.

"네~ 사장님 안녕하세요? 제가 지금 업무 중이라
이따 전화드려도 될까요?"

세상에 방금까지 익룡처럼 소리를 지르던 사람은 온데간데없이 온화한 목소리로 대답한다. 역시 돈이 최고다. 돈은 모든 고통을 감내하게 한다는 것을 느끼며 다시 한번 자본주의의 위대함을 경험하는 순간이었다. 몇 번의 씨름 끝에 결국 골수검사를 끝마쳤고 이후로도 청년은 골수검사의 '기역' 자만 들어도 치를 떨었다. 원래 아는 고통이 모르는 고통보다 더 무서운 법이지.

며칠 뒤 힘겹게 시행한 골수검사 결과가 나왔고 역시나 예상대로 급성 림프구성 백혈병을 진단받았다. 이미 혈액에서 혈액암의 진행이 뚜렷하게 보였기에 항암치료를 위한 관을 미리 삽입해놓은 상태였고, 결과가 나오자마자 바로 항암치료가 진행되었다. 혈액암에서 항암치료의 시작은 예후를 결정할 만큼의 촌각을 다투는 일이기에 한시도 지체할 수 없었다.

혈액암 의심 단계에서 확진으로 진단되자 청년은 어두운 동굴 속으로 들어갔다. 커튼을 꽁꽁치고는 절대 걷어내지 않았고 병실 밖으로 한 발짝도 나오지 않았다. 투약을 위해 방문해도 등을 돌리고 누워서는 잘생긴 얼굴 한번을 보여주지 않았다. 얼마나 분하고 원망스러웠을까. 모두가 부러워하는 삶을 살아가고 있던 터라 박탈감과 절망이 더 심했을 것이다.

보다 못한 나는 동굴 속에서 허우적거리는 환자를 흔들어 앉혔다. 그리고 같은 진단으로 투병한 엄마의 이야기를 꺼냈다. 병원에서 환자에게 엄마 이야기를 꺼낸 건 이때가 처음이었다. 같은 진단으로 2년간 치료받은 엄마의 투병기를 들려주며 중환자실을 들락날락하고 심폐소생술거부 동의서를 쓰고도 살아남을 수 있었던 이유는 살고자 하는 의지였다고 설명했다. 그리고 끝내 그 의지는 완치를 만들어 냈음을 알려주었다.

내 이야기가 영향을 미쳤는지는 모르겠지만, 환자는 점차 상황을 받아들이고 의지를 굳혀나가기 시작했다.

그렇게 환자는 꽤 오랜 기간의 항암치료를 잘 이겨내고 마지막 관문인 조혈모세포 이식을 계획했다. 누나와 유전자 적합성이 일치하여 조혈모세포를 받기로 했으나, 누나는 출산일이 얼마 남지 않은 만삭의 임산부였다.

그럼에도 불구하고 어떻게서든 조혈모세포를 주겠다는 의지로 출산을 하자마자 몸조리도 제대로 하지 못하고 조혈모세포 수집을 진행했다. 동생을 위해 몸도 마음도 추스를 새 없이 조혈모세포 이식을 감행하는 누나의 모습을 보며 가족의 진함을 느낄 수 있었다.

조혈모세포 이식은 가족이라 해도 쉽사리 결정하기 힘든 문제임을 안다. 실제로 조혈모세포 이식이 이전에는 골수 이식으로 불리우며 장골에서 직접 뼈를 찔러 채취했던지라 많은 이들이 꺼리고 두려워했었다.

하지만 이제는 헌혈하듯이 진행할 수도 있고 우리가 맞는 주사보다 조금 더 긴 관을 정맥에 꽂아서 채집하기 때문에 생각했던 것처럼 그렇게 두려운 일은 아니다. 그리고 조혈모세포를 나눠주면 큰 문제라도 생기는 줄 아는데, 건강한 사람의 조혈모세포는 재생능력이 뛰어나기에 장기와는 다르게 큰 문제를 일으키지 않는다. 나아가 나의 수고로움으로 누군가가 생명을 얻는다는 것은 살아가며 경험하는 어떤 일보다도 귀하고 값진 일이지 않은가. 나도 대학교 재학시절 조혈모세포 기증등록을 했는데 기증등록 후 4년 차 되던 해에 유전자가 일치하는 환자가 있어서 조혈모세포 기증을 준비하던 적이 있었다. 하지만 이식날짜 며칠 전 돌연 취소연락이 왔다. 아마도 환자가 이식 전 처치로 진행하는 고용량 항암제 치료 도중 문제가 생겼을 것이라고 짐작할 뿐이었다. 이처럼 유전자가 맞는 일도 흔치 않은데다가 유전자가 맞더라도 이식까지 이루어지는 일은 굉장히 희소하고 위대한 일이다.

이식 후, 누나의 이런 희생을 알아차리기라도 한 듯이 조혈모세포는 청년의 몸에 잘 생착했다. 몇몇 작은 부작용들이 있었지만, 굉장히 안정적인 수치를 보였다. 이식을 마치고 병동으로 돌아온 청년의 상태를 보며 왠지 좋은 예감이 들었고, 예상대로 이식 후 첫 골수검사에서 암세포가 보이지 않는다는 결과를 받았다. 6개월 뒤 검사에서도, 이후 진행된 검사들에서도 암세포는 나타나지 않았다. 그렇게 일상으로 건강하게 돌아간 청년과 더는 간호사와 환자가 아닌 친구가 되었다. 서로의 소식을 전하고 기쁜 일 슬픈 일을 나누며 지내고 있다. 몸이 회복되고는 일하던 곳으로 복귀해서 더 멋지게 일을 하고 있고, 이전에 누리지 못했던 삶의 행복을 느끼며 자유로이 삶을 여행하며 살고 있다.

재작년 크리스마스에는 양손에 피자와 치킨을 잔뜩 들고 병동으로 깜짝 방문을 왔었는데, 모두가 눈시울을 붉힐 만큼 감동적이고 벅찬 순간이었다. 우리가 얼마나 꿈꾸고 기대했던 시간인가. 간호사가 아니었으면 절대 알 수 없었을 이 순간들을 겪으며 정말 간호사 하길 잘했다고 생각했다.

이곳에서 젊은 환자들에게 더 마음이 쓰이는 것은 사실이다. 생명의 가치에 덜함과 더함이 어디 있겠느냐마는 그래도 요즘같이 백 세의 인생을 꿈꾸는 시대에서 인생의 3분지 1도 살지 않은 채 암 진단을 받는다는 것은 어떠한 비극과도 비할 수 없는 시련이기 때문이다.

하지만 환자들은 이 비극적인 이야기를 희극으로 마무리해준다. 모진 시간을 함께 이겨내어 마침내 나를 해피엔딩 속 조연이 되게 해준다. 완치를 받고 일상으로 돌아가는 환자들을 보면 이 시간이 결코 헛되지 않았음을 느낀다. 앞으로 많은 날을 살아가며 힘들고 지치는 인생의 굽이마다 이때를 생각하며 다른 이들보다는 조금 더 빨리 일어설 수 있지 않을까? 그렇다면 지금 이 시기가 결코 다른 이들보다 늦어지는 시간이 아닐 것이다.

누군가의 생명을 위한 전쟁에 참전하여 함께 승전고를 울릴 수 있음에 감사하다. 내게도 그렇고, 분명히 이 청년에게도 참혹했던 전쟁의 시간들이 인생의 걸림돌이 아닌 디딤돌이 될 것이라 믿는다.

우리는 함께 2023년을 기다린다. 완벽한 완치를 판정받는 그 날에 서로 얼싸안으며 이 전쟁의 승리를 만끽할 것이다.

모든 것을 감내한 환자로,
모든 것을 함께한 간호사로.
서로의 삶을 응원하는 친구로!

초진 [19]

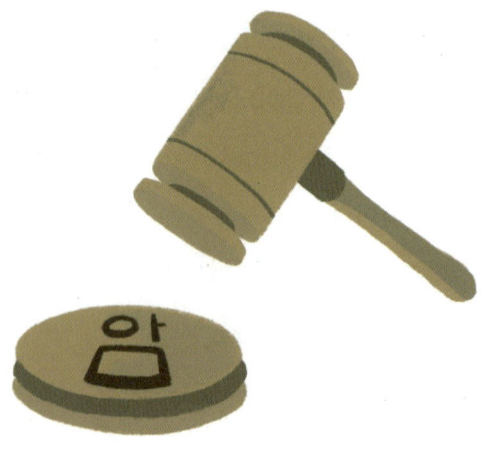

내가 암 선고를 받는다면 어떤 기분일까? 모두 한 번쯤은 생각해봤을 문제이다. 그도 그럴 것이 이제는 두셋 중의 한 명은 암을 갖고 있는 시대인지라, 내가 과연 암에 걸린다는 가설이 아주 먼 이야기만은 아니다. 우리 가족만 보더라도 이미 네 명 중 둘은 암이니 말이다.

암을 처음 진단받은 초진 환자들은 표정만 봐도 알 수 있다. 약간은 멍한 표정에 넋을 잃은 모습을 보이며 눈은 한동안 새빨갛다. 이때는 사실 긍정적인 생각보다는 부정적인 생각이 더욱 많아 어떤 말을 건네도 부정적인 대답이 돌아오기 일쑤이다. 가끔 과하게 긍정적인 모습을 보이는 사람들도 있는데 이럴 때야말로 과도한 긍정은 부정을 뜻한다고 할 수 있을 것이다.

그도 그럴 것이 이전부터 우리나라는 드라마나 영화에서 암 환자를 머리카락 한 올 없는 민머리에 입술과 얼굴이 퍼석해지며 죽음을 기다리는 장면으로 묘사를 해왔기에 지금까지도 암은 곧 죽을병으로 인식해버리는 경우가 많다. 이 때문에 암이라는 단어는 멀쩡했던 사람을 하루아침에 시한부의 모습으로 만들어버린다.

하지만 현대의학기술은 날로 성장했고, 지금은 암이 꼭 죽음을 뜻하지는 않는다. 실제로 병동에서도 많은 사람이 완치를 받아 퇴원한다. 이 책이 주로 환자들의 마지막 이야기로 이루어진 것은 완치 받은 환자들이 적어서가 아니라 별이 된 환자들이 더 마음에 남아있기에 많이 담았을 뿐이다. 마지막을 맞이한 환자들도, 완치판정을 받고 더는 볼 수 없는 환자들도 떠올려보면 처음 암 진단을 받았을 때는 모두 위와 같은 모습이었다.

암을 진단받은 환자들의 순서는 흔히 우리가 알고 있는 퀴블러 로스의 죽음의 5단계와 많이 다르지 않다. 환자에 따라 건너뛰는 단계가 있거나 우리가 알아채지 못하는 순간들도 있겠지만 병동에서 직접 겪은 환자는 대부분 부정-분노-타협-우울-수용의 5단계를 거친다. 의료진은 환자들이 모든 단계를 거치는 동안 정서적 지지와 함께 때에 맞는 치료를 진행하고 각각의 단계가 너무 길어지지 않게 도와주는 역할을 한다.

보통 초진 환자와는 어떤 위로를 해줘야 할지 몰라서 대화하기가 꺼려지거나 어색해하지만, 나는 초진 환자들과 대화를 나누고 그들의 슬픔을 덜어주는 것에 많은 시간을 할애한다. 치료를 받기 전 마음가짐이 분명 예후에 영향을 미친다고 믿기 때문이다. 내겐 엄마와 아빠를 통한 암 투병의 경험들이 그들과 더욱 깊게 소통할 수 있는 좋은 밑거름이 되어준다.

그럼 암을 진단받은 환자들이 처음에 주로 하는 말들은 무엇일까?

사흘 전, 점점 심해지는 등 통증으로 동네 의원에서 X-ray를 찍었는데 폐암이 의심되어 들어온 아저씨 한 분이 계신다. 기관지 내시경을 통한 조직검사를 포함한 암 진단을 위한 검사를 진행했고, 결국 비소세포폐암 4기를 진단받았다. 아저씨는 이틀을 뜬눈으로 폐암과 관련된 유튜브를 보며 내내 눈물을 훔치셨고, 곡기를 끊으셨다. 퇴원하던 날이 돼서야 비로소 아저씨와 대화할 수 있었다.

"먹고 살다 보니 아파도 병원 갈 시간이 없었어."

지금까지 내가 초진 환자에게 들은 말 중 두 번째로 많이 들은 말이다. 젊은 사람들이나 나이가 많은 분들이나 주 5일제 상근 근무를 하는 직장인들에게는 병원에 가는 것이 결코 쉬운 일이 아니다. 3개월 전부터 통증을 느꼈음에도 불구하고 연차를 쓰기 어려워서 병원에 가지 못했다는 아저씨의 말을 듣고 내가 살고있는 세상이 결코 만만치 않다는 생각이 든다. 그저 지금이라도 오신 게 어디냐며 하루 늦은 것일 수도 있지만, 하루 일찍 온 걸지도 모른다고 말해 드릴 뿐이다.

"나는 아니겠지 생각했는데."

그다음 연결되는 말은 단연코 가장 많이 들어본 말이다. 어김없이 환자들이 하는 말 중 하나는 '나는 아니겠지'다. 40년 동안 줄곧 담배를 피웠고, 친한 친구들이 간암, 대장암, 폐암으로 운명을 할 때도 '나는 아니겠지'라고 생각했다는 아저씨 말이 애석하게 들린다. 보통 자기 건강은 자기가 제일 잘 안다며 호언장담하고, 나타나는 증상들을 별거 아닌 것처럼 넘겨버리는 우리네 아버님들 사이에서는 더욱 그렇다. 우리 아빠도 토씨 하나 다르지 않고 똑같이 얘기했었더라.

  암을 진단받은 사람들은 바닥이 보이지 않는 심해에 빠진 기분이 든다고 한다. 겨우 헤엄쳐 올라와도 체력은 지칠 대로 지쳤을 것이고 젖어버린 몸은 말리는 데까지 꽤 오랜 시간이 걸릴지도 모른다. 하지만 그럼에도 살아있다는 것은 굉장히 위대하고 소중한 일임을 기억했으면 좋겠다. 간혹 이럴 바엔 죽는 편이 나을 거라는 말도 살아있기에 할 수 있는 말임을 기억했으면 좋겠다. 살아있다는 것 그리고 살아서 생각할 수 있다는 것은 그 어느 것과도 바꿀 수 없는 축복이자 행복이다.
  덧붙여 우리까지 그들을 시한부로 만들지는 않았으면 좋겠다. 우리는 확률이 줄어들면 줄어들수록 더욱 그 작은 희망에 기대를 걸어야 하는 의료진이다. 그 희망을 붙들고 병원에 온 환자를 선입견으로 인해 어차피 결과는 같을 거로 생각한다면 우리가 행하는 모든 것들이 의미 없는 치료가 될 것이다. 가장 마지막에 포기해야 하는 사람은 환자가 아니라 의료진이다.

앞선 글에서도 말했듯이 인생은 어차피 한번 오고 한번 간다. 그 시기는 암 환자든 건강한 사람이든 그 누구도 예측할 수 없으며 억만장자도 피할 수 없다. 우리는 모두 끝이 어딘지 모른 채 그저 주어진 오늘을 걸어갈 뿐이다.

끝이 보이지 않는다면 옆을 바라보고 걸었으면 좋겠다.
그 옆에는 열렬히 응원하는 가족이, 친구들이….
그리고 내가 함께 걷고 있을 것이다.

3장

오늘도 안녕

귤 20

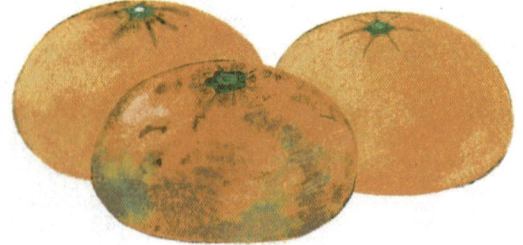

폴대를 끌고 총총총 한 환자가 다가온다. 환자를 보고 꾸벅 인사를 했으나 환자는 멈추지 않고 계속 다가온다. 코가 닿을 만치 가까이 와서 내 얼굴을 확인하고는 이내 아이처럼 웃으며 그제야 인사를 건넨다.

"상아 선생님, 안녕하세요"

열일곱 소녀 같은 아주머니 환자는 유방암으로 오랜 기간 투병 중인 환자이다. 항암치료와 방사선 치료로 인해 안 좋았던 시력이 더 악화하여 이제는 한 걸음 앞에서도 얼굴을 알아보기 힘들어진 상태였다.
환자는 씽긋 웃으며 내게 말한다.

"앞으로 제가 보이면 저 상아에요! 라고 말씀하시면 제가 멀리서도 선생님인 줄 알아채고 인사할게요!"

그날 이후로 나는 멀리서부터 아주머니가 보이면 큰소리로 외친다.

"저 상아에요!"

마치 우리만 알고 있는 신호인 것만 같다. 한번은 퇴근길에 병원 로비를 지나는데 아주머니가 앉아있길래 나도 모르게 "저 상아에요!"라고 외쳤더니, 어찌나 좋아하며 달려오던지. 나를 반겨주는 모습에 기분이 좋아서, 일부로라도 괜히 환자를 찾아내어 나의 존재를 알리곤 한다.

오늘도 출근 후 어김없이 "저 상아에요"라고 인사를 하고 일을 시작했다. 저녁 무렵 항생제 투여를 위해 병실에 들렀을 때, 갑자기 아주머니가 나를 세우더니 세면대에서 무언가를 씻는다. 조금만 기다려 달라고, 절대 가면 안 된다고 신신당부하며 세면대에서 한참을 떠나질 않는다. 몇 분 뒤 내 손에 건네진 건 다름 아닌 '귤'.

"제가 가진 귤 중에 가장 예쁜 귤이에요."

손에 건네진 귤을 보고, 눈을 돌려 선반에 놓인 귤들을 본다. 누가 봐도 예쁜 색과 모양의 귤들이 선반에 잔뜩 놓여있다. 눈이 잘 보이지 않는 아주머니 가 그중 나를 위해 골라낸 귤은 거뭇거뭇 상처가 많은 못난이 귤이었다. 모든 귤을 하나하나 만져보며 손끝에 가장 예쁜 아이를 골라내고, 물로 닦고, 휴지로 훔쳐내어 내 손에 올려진 귤. 눈에는 보이지 않는데 손에 꺼끌꺼끌하게 만져지니 혹시나 하는 마음에 몇 번이고 물로 닦아냈으리라.

귤을 가만히 바라보는데 못난이 귤이 아주 예쁘다. 그리고 코끝이 찡하다.

"너무 예뻐요, 제가 본 귤 중 최고예요"

나는 이 순간, 어느 것에 가치를 두고 살아야 하는지 생각해본다.

가치 있다는 것은 무엇일까?

아니,

가치라는 것은 무엇일까?

분명 내게 고를 기회가 있었다면 절대 고르지 않았을 못난이 귤이, 환자의 손을 통해 전해지니 세상에서 가장 예쁜 귤이 되었다. 제 가치를 판단하는 것은 겉모습이 아니라 마음임을 느끼는 순간이다. 세상의 많은 것들을 따스한 마음으로 품어내어 조금 더 따뜻한 세상을 만들고 싶다. 비록 어두운 것들이라 할지라도 나의 마음을 지나며 밝고 환해지기를 바라며.

정약용 선생님의 목민심서의 한 절이 떠오른다.

'밉게 보면 잡초 아닌 풀이 없고, 곱게 보면 꽃 아닌 사람이 없으되, 그대를 꽃으로 볼 일이로다.'

환자가 건넨 귤처럼,
누군가의 눈에는 차지 못하더라도
누군가의 마음에는 따스한 사람이 되고 싶다.

이렇게 오늘도 꽃 같은 우리 환자들은
잡초 같은 나의 한 곳에 피어,
나를 꽃밭으로 만든다.

눈에는 눈 이에는 이 [21]

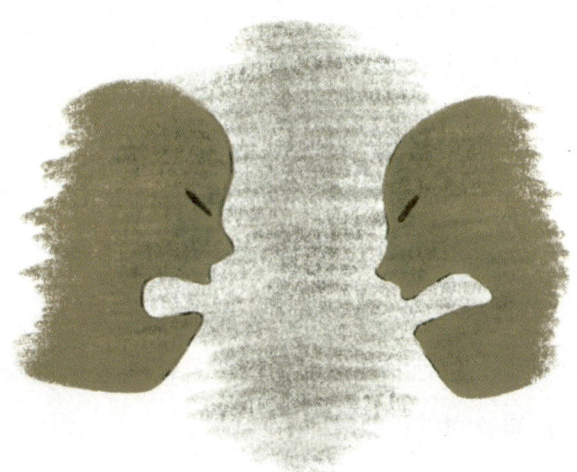

만나는 모든 환자가 온화하고 친절하면 참 좋으련만 어디를 가나 진상이 있듯이 병원에도 흔히 말하는 '진상 환자'가 있다. 등을 긁어 달라거나 커피를 타다 달라는 부탁을 시작으로 환자가 꼭 '갑'인 것처럼 으스대며 과시하는 환자들이 더러 있다.

나는 이전에 서비스가 주 업무인 항공을 전공했고 서비스직의 최고봉인 승무원의 경험도 있지만, 병원 내의 진상 환자 앞에서는 속수무책이었다.

이전에 만났던 많은 진상들이 '건강한 진상'이었다면 병원에서 만나는 진상은 암이라는 큰 병을 품고 있는 '아픈 진상'이니 마음이 약해져 냉정하게 끊어내지 못할 때가 많았다. 그래서 신규시절에는 웬만한 진상 환자에게는 굽신거리기도 하고 과도한 친절을 베풀며 속으로 화를 삭이곤 했다.

그러다가 차츰 경력이 쌓여가며 무조건 참는 것만이 능사가 아님을 알았고 부당하게 대우받은 진상 환자들은 더욱이 그 정도가 심해짐을 깨달았다.

그래서 나는 '눈에는 눈, 이에는 이' 작전으로 변경했다.

오래전부터 성격이 불같기로 유명한 할아버지 한 분이 계셨다. 평생을 함께한 할머니에게도 조금이라도 늦으면 욕설과 함께 호통을 퍼붓던 할아버지셨다. 간호사들에게는 이따금씩 소리를 지른다거나 본인이 사용하는 지팡이로 툭툭 치며 부르는 못된 버릇을 갖고 계셨다. 이전에는 짧게 입원하고 퇴원했던지라 며칠만 버티자는 생각으로 넘겼으나 점점 상태가 악화 되며 꽤 오랜 시간 입원해야 하는 상황이 되었다. 통증이 심해지고 컨디션이 안 좋아지니 안 그래도 포악했던 할아버지는 극도로 포악해지기 시작했다. '야, 너'는 기본이었고, 말끝마다 들릴 듯 안 들릴 듯 욕설을 섞었는데 결국 나와 한바탕 전쟁이 일어났다.

"야! 간호사! 야! 안 들려?!"

"…"

"야! 너 거기 있는 거 다 알아!"

"…"

"아이 XX. 야!!!"

참다못한 나는 환자의 앞으로 갔다.

"다시 말씀해보세요."
"뭐? 야! 너 내가 몇 번을 불렀는데."
"다시!"
"뭐?! 너 나랑 장난해?"
"다시!!"
"야!!!"
"왜!!!"

참다 참다 폭발한 나는 소리쳤다. 목소리라면 어디 가서 뒤지지 않는 나의 우렁찬 목소리에 눈을 똥그랗게 뜨고 환자가 놀라서 쳐다본다. 나는 그간 참아냈던 모든 순간들을 한 번에 고이 담아 환자에게 쏟아부었다.

"환자분! 앞으로 저한테 반말하시면 똑같이 저도 반말할 거예요. 여기 치료하려고 오신 거 아니세요? 저희는 환자분 치료를 도와주는 사람들인데 왜 저희한테 욕하고 반말하세요? 나이 많으면 아무한테나 욕해도 되는 거예요? 환자분 '갑' 아니고, 저희 '을' 아닙니다!! 그리고 자꾸 욕하시면 저도 똑같이 욕할 겁니다. 저도 욕할 줄 알아요. 심지어 아주 잘해요!"

숨도 안 쉬고 내지르고는 휙 돌아서 병실을 나와버렸다. 속이 다 시원했다.

이후에도 여러 차례 욕설을 포함한 폭언과 지팡이로 찌르는 행동들로 인하여 병원 내에 만들어져 있는 폭언, 폭행 지침에 따라 환자는 더이상 우리 병동으로 입원할 수 없게 분리되었다. 어차피 요양병원으로 전원 예정인지라 더는 입원 올 일도 없었겠지만 그럼에도 불구하고 환자를 지침에 맞게 처리해준 병원의 절차에 든든하고 안전한 마음을 느낄 수 있었다.

이렇게 환자와의 불미스러운 사건에 있어서 병원의 역할은 아주 중요하다. 만약 이때 병원에서 내게 사과를 종용하거나 나를 대신해 사과하는 모습을 보였다면 나는 굉장히 실망하고 회의감을 느꼈을지도 모른다.

병원 안에서 가장 먼저 안전해야 할 사람은 바로 나 자신이다. 환자의 안전만큼이나 나의 안전이 중요하다. 내가 안전해야 환자에게 안전한 간호를 제공할 수 있고 그에 따른 환자의 안전이 보장된다고 생각한다. 나는 지금도 신규 간호사들이 진상 환자들에게 맥없이 당하고 있을 때면 다가가 진짜 진상이 무엇인지 보여준다.

삿대질하는 보호자에게는 똑같이 삿대질하고, 소리를 지르는 환자에게는 더 큰 목소리로 되받아친다. 진상 환자에겐 진상 간호사가 답이다. 환자를 사랑하지만 모든 환자를 품어내기엔 나도 사람인지라 어쩔 수 없이 힘들다.

병원 안에서 환자라고 해서 무조건적으로 극진한 대우를 받아야 할 권리는 없으며, 간호사라고 해서 부당하고 무례한 모든 것을 이해해야 할 의무는 없다.

서로 배려하고 존중할 때 비로소 온전한 환자와 간호사가 되는 것이다.

언젠가 시간이 흐르고 내가 더 깊어지면 이 순간들을

후회할지도 모르겠다. 하지만 나는 지금 가장 낭창하고 누구도 무섭지 않은 질풍노도의 간호사 5년 차를 거치고 있는 중이다. 사춘기 청소년은 부모도 못 말리듯이, 사춘기 5년 차 간호사는 그 누구도 말릴 수 없다!

아픈 것은 벼슬이 아니다.
건강한 것은 상이 아니다.
환자는 갑이 아니며 을도 아니다.
간호사도 갑이 아니며 을도 아니다.
병원은 서비스를 제공하는 곳이 아니라
치료를 제공하는 곳이다.

단팥빵 22

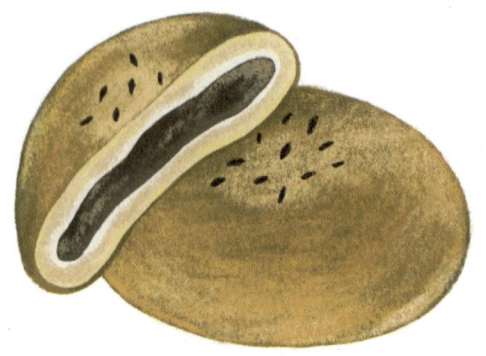

여느 때와 다름없던 하루, 저녁 근무를 정리할 무렵 후배가 누가 날 찾아왔다고 해서 나가보니 지난달 임종을 위해 호스피스 병원으로 전원을 보냈던 할아버지의 부인이 서 계셨다.

3년 전 폐암을 진단받고 내내 우리 병동을 오가며 투병 생활을 하신 할아버지 한 분이 계셨다. 재발과 전이가 반복되며 여러 번의 수술과 항암치료를 진행했고, 더는 암의 진행을 막지 못하여 조금 더 편하게 임종하도록 호스피스 병원으로 연결해서 전원을 보내드린 분이다.

수많은 항암치료와 힘든 상황에서도 늘 밝게 웃으시던 모습이 인상적이었고, 때로는 실수하는 신규 간호사들 손에 간식도 쥐여 주시며 오히려 간호사들에게 힘을 주는 환자셨다. 할아버지는 유독 내게 더욱 살갑게 대해주셨고 늘 먼저 안부를 물으시곤 했다. 바빠서 끼니를 거르는 날에는 입에 사과도 넣어주시고, 주머니를 사탕으로 가득 채워주셨다. 전원 가시는 날까지도 내 담당이었던지라 엘리베이터까지 마중을 나가게 되었고,

아쉬운 마지막 인사를 나누며 여전하신 미소로 다음 생에서 건강한모습으로 보자고 하셨었다.

이렇게 할아버지의 모습을 떠올리는 내게 할머니는 선하고 따뜻한 표정을 지으시며 말씀하셨다.

"선생님, 우리 아저씨 얼마 전에 하늘나라 가셨어요.
근데 자꾸 선생님이 생각나서, 고마웠다고
꼭 말을 해야 할 것 같아서 왔어요."

말씀이 끝나고는 나를 꼭 안아 주셨다.

이어서 호스피스에 가서도 내 이름을 기억하시고는 생각해보니 고맙다는 말을 못 했다며 아쉬워하셨던 할아버지의 마음을 전하기 위해 왔다고 하셨다. 10시가 넘어서는 늦은 밤, 버스를 타고 굽은 허리로 달려오신 할머니의 모습을 보며 순간 눈물이 쏟아졌다. 이유도 모르는 눈물에 한참을 할머니 품에 안겨 울었고, 함께 할아버지를 추모했다.

훌쩍이는 내게 단팥빵이 가득담긴 검정 비닐봉지를 건네셨다.

"식사 챙기면서 일하세요. 정말 고마웠어요.
진심으로 대해줘서 고마웠어요."

할머니는 연신 고마웠다고 하시며 할아버지가 아주 편안하게 행복한 모습으로 눈을 감았노라 하시고는 발걸음을 돌리셨다. 직접 보지 않았지만 어떤 모습으로 마지막을 맞이하셨을지 그려졌다.

늦은 밤 단팥빵을 품에 안고 먼 길을 달려오시며 내내 나를 생각해주셨을 마음에 오히려 내가 더 감사한 밤이다. 검정봉지 안에 들어있는 빵을 보며 나 자신이 부끄러워졌다.

내가 이것을 받을 만했는가? 내가 한순간이라도 소홀히 대하지는 않았나 되돌아보았지만, 할아버지의 인자한 미소만 떠오를 뿐이었다. 혹여 내가 소홀했던 시간도 모두 이해해주실 것만 같은 미소였다.

빵을 베어 물때마다 눈물이 새어 나왔고, 혀끝으로 느껴지는 달콤함이 꼭 할아버지의 미소 같았다. 투병하시는 동안 나의 배고픔을 채워주시더니 이제는 나의 마음을 채워주시는 분, 덕분에 마음이 배부르다.

마지막까지 할아버지의 따스함에 나는 오늘 또 한 번 간호사로 마음을 다진다.

그래, 나는 간호사구나.

간호사가 아니었더라면 느낄 수 없었을 지금 이 마음.

뜨겁게 보람차고, 벅차게 감사한 마음.

힘들지만 하고 싶은 일,

간호사 하길 참 잘했다.

세신사 [23]

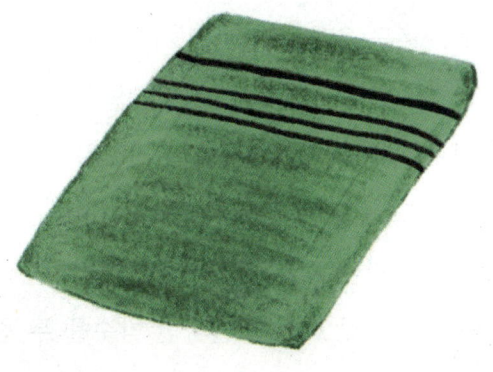

간호·간병 통합병동이 일반병동과 다른 점 중의 하나가 바로 '기본간호'라는 제도이다. 기본간호는 스스로 목욕이나 세발을 시행할 수 없는 환자들에게 침상에서 목욕을 시켜주는 일인데 보통 중환자실에서만 있는 일이었으나 간호·간병 통합병동에서는 몸을 닦여 줄 보호자를 대신하여 우리가 직접 환자의 목욕과 세발을 시행한다.

우리 병동에서는 일주일에 두 번 기본간호를 진행한다. 물이 필요 없는 샴푸와 바디워시 제품으로 환자의 머리와 몸을 닦여주고, 드라이기로 말려주기까지 한다. 제법 귀찮은 일임에도 불구하고 우리 병동 간호사들은 즐겁게 기본간호를 진행한다.

몸의 앞쪽 부분의 세신이 끝나면 박수를 두 번 치고 환자를 뒤집는다. 꼭 세신사가 된 기분이다. 때때로 헤어디자이너가 되어 머리를 말리며 예쁘게 정돈하거나, 할아버지들에겐 2:8 머리로 서비스할 때도 있다.

야간근무를 하던 어느 날, 한 할머니가 호출 벨을 눌렀다. 이 할머니는 대장암 환자인데, 진단받고 얼마 지나지 않아

치매 초기 증상이 나타나기 시작했다.

처음엔 암 진단을 받고 그 충격으로 인한 반응일 거로 생각했는데 나중에 알고 보니 암 수술 당일 딸이 갑작스레 하늘나라로 가게 되었고 장례도 못 지킨 할머니는 암보다 마음의 병이 더 빠르게 진행되며 본인의 정신을 놓아 버린 상태였다. 그래도 조금 어렵지만 의사소통은 잘 되는 수준이었다.

호출벨을 확인하고 달려가 보니 온몸을 벅벅 긁으며 너무 가려워서 참을 수가 없다고, 약을 달라고 했다. 항암이나 수혈 진행 후 가려움증을 호소하는 환자들이 많기에 부작용이라고 예상했고, 피부 상태를 확인하기 위해 옷을 걷어보곤 경악을 금치 못했다. 할머니가 어느 부위를 긁었는지 구분이 될 정도로 손톱자국대로 온몸이 하얗게 일어나 있었고 불을 켜고 침상을 살펴보니 얼마나 긁었는지 침상 대부분이 몸에서 떨어진 각질들로 수북했다. 이건 약으로 잠재울 수 있는 가려움증이 아니었다.

새벽 세 시, 혼자서 조용히 할머니의 목욕을 준비하던

내게 후배 두 명이 도와주겠다고 자처했다. 우리는 다른 환자를 깨울세라 소리없는 007 비밀 작전처럼 기본간호를 시작했다.

물 없이 사용하는 바디워시를 타올에 묻히고 할머니의 등을 닦아내는데 그간 할머니를 괴롭힌 각질들이 국수처럼 밀려 나왔다. 마른 낙엽이 바람에 우수수 떨어지듯이 타올이 지난 자리마다 침상에 흔적을 남겨낼 정도였다. 원래 까만 피부의 할머니인 줄 알았는데 닦아낼 때마다 할머니의 하얀 속살이 보이는데, 얼마나 속이 시원한지 우리는 한참 동안 즐겁게 때를 벗겨내고 밀어냈다. 침상에 간접 등 하나만을 켜놓고 30분을 넘게 세신을 하고 있었을까? 할머니가 나지막이 말한다.

"고마워, 너무 시원해. 이제 그만해도 돼. 가서 일해야지."

내가 뭐라고 하기도 전에 후배가 말한다.

"할머니 이것도 저희 일이에요."

기특한 후배 녀석, 그러고는 팔까지 하늘로 치켜세워 구석구석 닦아낸다.

  모두가 만족할 만한 때에 우리의 세신은 끝났다. 할머니도 개운해 했고, 우리도 속이 다 시원한 기분이 들었다. 목욕을 끝낸 할머니는 고맙다고 연신 말하며 오랜만에 깊은 잠이 들었다. 역시 가렵지 않도록 하는 약을 투여하는 것보다 이것이 더 효과적인 방법이었다.

  이후, 보호자인 아들에게 사정을 들어보니 따님이 살아계실 땐 목욕탕에 같이 다녔는데 돌아가신 후에는 같이 갈 사람도 없고 혼자서 목욕을 할 수도 없는 상황이니 제대로 개인위생 관리가 안 되었다고 설명했다.

'아, 할머니에게 우리는 세신사가 아니라 따님이었구나.'

  그날 새벽, 나와 함께 딸이 되어 등을 밀어드렸던 후배 민경이와 지원이에게 고맙다. 선뜻 먼저 나서서 함께 등을 밀어주고 뿌듯함을 느낀 우리는 두고두고 그날에 대해 얼마나 많은 이야기를 나눴는지 모른다. 이러한 후배들과 함께 일하고 있음에 너무나 감사한 날이었다.

지금은 치매가 꽤 많이 진행되어 대부분의 시간들을 소리를 지르거나 상황에 맞지 않는 대화들을 한다. 그러면서도 내게는 단 한 번도 소리 지르지 않고 늘 옆에 있는 간식들을 내어 준다.

혹시 어지러운 기억들 사이에 그 날밤 나의 세신을 기억하고 계신 것이 아닐까?

내가 이 병동의 세신사면 어떠하랴.
자식 잃은 부모의 짓이긴 마음에,
암으로 시달리는 환자의 무너진 마음에,
흐릿해져 가는 지난날들의 기억 속에
시원했던 순간을 남겼으니
나는 그러하다면 이렇게 세신사로 살으리라.

안돼 [24]

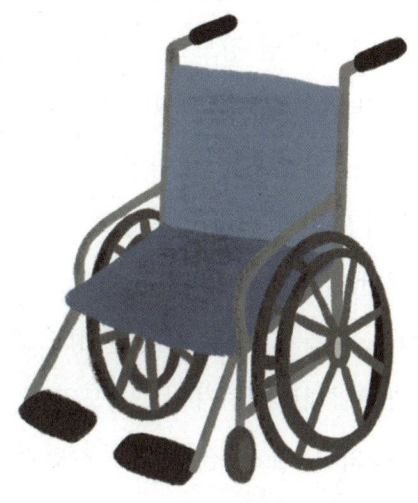

"휠체어 타고 싶어요."

"죄송해요. 지금 다리가 접히지도 않을 만큼 많이 부은 상태라 휠체어 타는 건 안될 것 같아요."

50대 초반의 젊은 나이에 대장암을 진단받고 4년이 넘는 항암치료를 진행했지만, 이제는 더 치료할 길이 없어 마지막을 기다리고 있는 환자였다. 불과 몇 달 전까지만 해도 뛰어다닐 정도로 컨디션이 좋았고 늘 친절하게 웃으며 인사하던 환자였다. 하지만 순식간에 척추뼈로 전이된 암세포는 더이상 환자를 걷지 못하게 했고, 망가진 간과 신장 기능으로 환자의 몸에는 빠져나가지 못한 물들이 쌓이기 시작했다. 수분 정체로 인해 발바닥은 주름이 모두 사라질 정도로 부었고 다리는 관절의 모양대로 접히지 않을 정도였다.

환자들은 몸의 상태가 점점 망가지면서 활동이 제한되기 시작하는데, 이때 의식이 온전하면 굉장히 고통스러워한다. 이 환자도 지난주까지만 해도 본인의 두 발로 땅을 디디다가 지금은 침대 위에서 옴짝달싹 못하게 하니 얼마나 답답하고 분하겠는가. 환자가 많은 것을 바라는 것도 아니었다. 그저 휠체어에 앉아서 창밖이라도 보고 싶다고 할 뿐이었다. 하지만 간호사들은 다리의 상태를 보고 혹시나 휠체어로 옮기며 넘어지기라도 하면 어쩌지, 어디에 긁혀서 체액이 흘러나오기라도 하면 어쩌지라는 생각과 함께 사실 이 환자를 휠체어로 어떻게 옮길 수 있지? 라며 망설였을 것이다. 옆에 있는 보호자도 물이 이렇게 차서 무게가 100kg은 나갈 텐데 무슨 수로 옮기냐고 타박할 정도였으니 말이다.

내 대답에 고개를 푹 숙인 환자는 나를 쳐다보며 힘없는 목소리로 말했다.

"모두가 제게 안된다고만 해요. 교수님은 항암이 안 된대요. 퇴원도 안 된대요. 보호자는 죽으면 안 된대요. 간호사는 걸으면 안 된대요. 사는 것도 안되고 죽는 것도 안되고 그럼 제가 지금 되는 건 뭐죠?"

이 말을 듣고 한참을 아무 말도 하지 못한 채 그 앞에 서 있었다. 눈동자는 분명 나를 쳐다보고 있었지만, 아무것도 담겨있지 않았다. 텅 빈 눈을 보며 환자의 마음을 조금도 헤아리지 못한 나 자신이 부끄러웠다.

그러게, 무언가를 하러 온 병원에서 환자는 왜 모든 것이 안 되는 시간 속에서 고통받아야 하지? 환자의 말이 하나도 틀린 게 없었다. 이내 마지막 소원이라고 덧붙이는 끝맺음에 나는 어떻게든 휠체어를 태워드리겠노라 약속했다.

마치 물풍선 같이 부풀어 오른 환자를 옮기기 위해 정예 멤버를 모집했다. 경력이 많은 간호조무사님 두 명과 힘이 좋은 간호사 세 명, 건장한 보호자 한 명이 이 임무의 멤버로 뽑혔다. 원래대로라면 두세 명이면 충분히 옮겼을 텐데 여섯 명으로도 가능하냐는 의심이 들 정도로 어려운 일이었다.

우리는 환자의 옷매무새를 정돈한 후 서로 잡아야 할 부분을 정했다. 그러곤 구령에 맞춰 환자를 휠체어로 옮겼다. 척척 맞는 환상의 호흡으로 단 한 번의 시도로 그렇게 소원하던 휠체어에 앉을 수 있었다.

휠체어에 앉은 환자는 그제야 살아있는 표정을 지으며 눈물을 흘렸다. 슬픔의 눈물이 아니었다. 할 수 없다고 생각했던 일이 이뤄지자 작은 것에서 희망을 찾은 희망의 눈물이었다. 6명의 노력으로 놓아버린 희망의 끈을 다시 한번 당겨준 것이었다. 이날 이후 환자는 더 이상 텅 빈 눈동자를 허공에 두지 않게 되었다. 작은 수고로 얻어낸 큰 성과였다.

우리는 근무하며 '안 돼요'라는 말은 굉장히 자주 하는 것을 볼 수 있다. 안된다는 말은 굉장히 쉽게 할 수 있는 말이지만 환자의 마음에는 대단한 파도를 가져오는 말이라는 것을 깨닫는다.

안되는 것이 정확히 어떤 이유에서인지 다시 한번 생각해볼 필요가 있다. 그 안에 혹여 나의 귀찮음이나 수고로움이 담겨있지는 않은지, 나의 개인적인 판단은 아닌지, 정말 다른 방법이 없는지에 대해 면밀히 살펴보아야 한다.

또한 오로지 환자를 위해 안 되는 일이라 할지라도

안된다는 부정적인 문장이 아닌, 긍정적인 문장으로 바꾸어 설명하는 지혜가 필요하다. 병원은 안되기 위해 오는 곳이 아니라, 되기 위해 오는 곳이라는 것을 늘 명심해야 한다.

뛰면 안 돼요 vs 걷는 것이 좋겠어요
어느 문장을 쓸지는 나의 의지이다.
내 작은 의지가
환자에겐 큰 희망이 될 수 있다.

역지사지 [25]

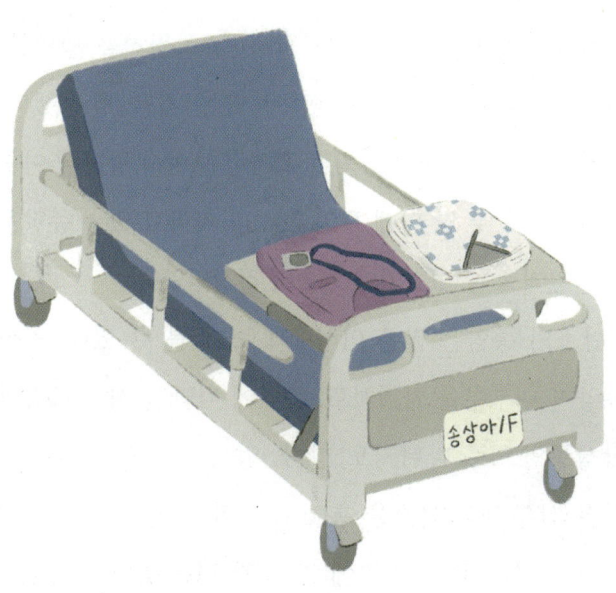

"줄어들지 않고 더 커졌네요. 수술하셔야 할 것 같아요"

교수님의 말을 듣는 환자는 덤덤한 표정을 짓는다. 서른 초반의 여자 환자, 몇 개월 전부터 극심한 소화불량에 시달렸고 잦은 구토로 내시경까지 받았으나 별다른 소견이 없었다. 하지만 좀처럼 나아지지 않는 소화불량과 피로감으로 3개월 전 종합검진을 받았고, 왼쪽 난소에 8.8cm의 종양이 있는 것을 발견했다. 사진상으로는 양성 종양의 물혹처럼 보여서 일단 추이를 지켜봤으나 두 달 만에 무려 4cm나 자라고 있는 종양을 더는 간과할 수 없었기에 수술이 결정되었다.

난소의 종양은 많은 여성에게 쉽게 볼 수 있다. 양성 종양이 대부분을 차지하고, 종류에 따라 경계성 종양과 악성종양으로 나뉘기도 한다. 양성 종양의 경우에는 보통 산부인과 검진을 통해 초음파로 발견되는데, 이 환자의 경우에는 1년 만에 10cm가 넘는 종양이 생겼고 거기다가 계속해서 커지고 있어서 수술이 불가피했다.

자칫하다가 안에서 터지거나 꼬이기라도 한다면

극심한 통증과 함께 더욱 큰 수술이 될 것이다. 나아가 이게 악성종양이기라도 한다면…. 상상하고 싶지 않은 일이 벌어질 것이다. 보통 크기가 작으면 난소를 보존하고 종양만 제거하겠지만, 지금은 크기가 매우 커서 왼쪽 난소절제도 해야 할지도 모른다는 교수님의 말에 환자와 보호자는 똑같은 질문을 다른 문장으로 내리 세 번을 물었다.

"임신에는 문제없나요?"
"난소가 하나 없어도 아기가 생기나요?"
"임신이 어려워지는 건 아닌가요?"

젊은 부인과 환자들의 가장 큰 문제는 '임신'이다.
이 환자도 결혼한 지 얼마 안 된 상태여서 당연히 임신이 가장 중요한 문제였을 것이다. 난소는 하나로도 충분히 살아가는 데 지장이 없고, 오히려 절제 해서 오른쪽 난소만 일하게 하는 것이 임신 확률이 더욱 높아지며 전혀 문제없다는 대답을 세 번쯤 듣고 나서야 환자와 보호자는 안도의 미소를 지었다.

 사실 이 환자는 우리병원의 VIP 환자이다. 그래서 입원을 오기 전날부터 병동 모두가 비상이었다. 병실이 꽉 들어찬 상태라 입원 올 수 있는 자리가 없어서, 수 선생님은 다음날 퇴원하는 환자를 물색해서 병상을 준비할 정도였다. 그리고 병동 간호사들은 환자가 오기 전부터 수술 준비를 시작해서 누가 주사를 놓을지까지 정했다. 간호 본부장님부터 온 병동 수 선생님들에 이르기까지 온통 이 환자의 입원을 기다렸고, 이 정도면 대통령을 뛰어넘는 VIP 아니냐는 나의 말에 대통령보다 중요하다는 대답을 내놓았다.

 저 멀리서 드디어 온 병동을 소란스럽게 만든 유명한 환자가 걸어온다. 아니나 다를까 유명세에 맞게 많은 간호사가 문 앞부터 대기 중이다. 특별하긴 특별한가 보다. 환자가 문을 들어서자마자 그날의 가장 경력자가 크게 외쳐, 병동의 모든 간호사에게 알린다.

"송상아님 입원 오셨어요."

정말이지 우리 선생님들 때문에 못 살겠다. 그렇다. 국가 원수급의 대접을 받으며 화려하게 입원한 VIP는 바로 나다. 얼굴이 화끈거리며 마치 기자들이 즐비한 레드카펫을 밟는 기분이 들었다. 모두의 열렬한 환영과 함께 나는 내가 일하던 병동에 환자로 입원했다.

입원 절차를 밟고 다음 날 수술을 위한 준비를 시작했다. 팔에는 두꺼운 주삿바늘이 자리했고, 항생제 검사에 이것저것 하다 보니 일할 때보다 시간이 더 빨리 가는 기분이 들었다. 꼭 병원 놀이를 하는 것 같다가도 문득 스치는 불안함이 이따금 나를 스산하게 했다.

얼마 후 내 수술을 담당하실 산부인과 교수님이 오셔서 수술에 대한 설명과 함께 걱정하지 말라며 어깨를 두드려 주셨는데, 그 순간 얼마나 위안이 됐는지 모른다. 환자들이 병상에서 왜 교수님 오기만을 그렇게 기다렸는지 알 것만 같았다. 나는 의료진이고 이 수술에 대해 충분히 이해하고 있는데도 이렇게 불안하고 무서운 마음이 드는데 아무것도 모르는 우리 환자들은 얼마나 두려웠을까. 수술 전 한 번 더 환자에게 따뜻한 격려를 보내야겠다는 다짐을 했다.

다음날 예정대로 나는 수술대에 올랐고, 성공적으로 수술을 마쳤다. 수술이 끝나는 데까지는 대단히 많은 이들의 수고와 노력이 필요했다. 수술을 집도하는 교수님을 필두로 하여 추운 대기실에서 따뜻한 이불을 덮어주던 마취회복실 간호사, 산부인과 수술 전담 간호사, 마취를 잡은 마취과 의사와 간호사, 수술실의 모든 것을 진행하는 수술실 간호사들과 나를 조심히 옮겨 주던 이송 요원까지 정말 누구 하나 없으면 안 될 만큼 중요하고 감사한 분들 덕분에 무사히 병동으로 돌아올 수 있었다. 병원은 한 사람이 잘한다고 되는 것이 아니라 모두가 협력해야만 하는 곳이라는 것을 체감했다.

수술 후 며칠 동안은 움직임이 불편했지만, 2주가 지나니 이전보다 몸이 훨씬 가벼워졌다.
소화불량도 줄어들었고 확실히 피로감이 덜하다.

돌아보면 뱃속에 큰 종양은 많은 불편을 주었었다. 종양이 방광을 눌러서 요의가 계속 느껴졌었고, 기분 나쁜 통증이 지속되었었다. 10cm 양성 종양으로도 이 정도인데, 더 크고 더 악한 종양이 있는 우리 환자들이 얼마나 힘들지 한치 정도 알 것만 같다. 더불어 조직검사를 기다리는 시간은 수술보다 더 불안하고 힘겨운 시간임을 알았다. 다행히도 나의 조직검사는 깨끗한 양성 종양이었다.

짧은 입원 동안 환자의 시선으로 바라보는 병원은 많은 것을 깨닫게 해주었다. 간호사로서 볼 수 없는 것들이 보였고, 들을 수 없었던 소리들이 들렸다. 간호사로 봤던 안락한 병실이 밤만 되면 환자들에게 어떤 외로움을 느끼게 하는지, 무심코 걸었던 내 발소리가 환자들에게 어떤 소리로 들려지는지 알게 됐다. 환자들이 왜 똑같은 질문을 반복하는지, 새벽에 왜 이리도 혈압 재는 것을 싫어했는지도 이제는 좀 알 것 같다.

무엇보다 개원 초기에 정신없이 바빠서 한 사람의 인력이 너무 소중한데도 불구하고 더 쉬고 오라고 계속해서 권해주는 수선생님과 동료들이 얼마나 고마웠는지 모른다. 내가 할 일들을 더 해야 하는 상황에서도 당연히 건강이 제일 우선이라며 병원은 본인들이 있으니 걱정 말라는 덕분에 수술 후 충분히 회복할 수 있었다. 이렇게 좋은 수 선생님과 동료들과 일하고 있다는 것은 정말 큰 축복이고 행복이다. 나도 이 안에서 누군가에게 좋은 동료가 되어야 한다는 책임감이 생겼다.

요란하고 소란스러웠던 나의 환자 체험이 끝났다.

늦은 밤 조용히 다가와 이불을 목까지 끌어올려 주던 선배 간호사의 손길, 수술 전날 걱정을 덜어주시고 격려해주던 교수님의 토닥임, 수술 후 어디 아플세라 쉴 새 없이 들여다 봐주는 동료들의 온기는 불안에 지쳐 시린 나의 2박 3일을 따뜻하게 채워주었다.

이젠 이 따스함을 그대로 환자들에게 나누러 가야겠다.

역시 상대방을 가장 잘 이해하는 데에는
역지사지가 최고다.
이렇게 한 뼘 더 환자를 이해해본다.

유일한 낙 [26]

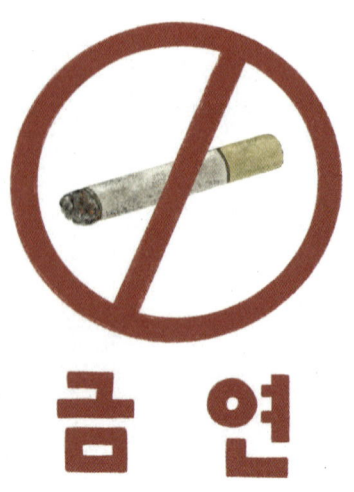

금 연

"담배 피운 환자분 손드세요!"

 점심 약을 주러 병실에 들어갔더니 담배 냄새가 진동을 한다. 신성한 병원에서 담배 냄새라니, 그것도 암 병동에서! 날도 좋겠다, 밥 먹고 배도 부르겠다 지금 딱 생각나는 것이 담배 한 모금인 환자들이 몰래 담배를 피우고 온 것이 분명하다. 나의 불호령에 여섯 명의 환자 중 다섯 명의 눈이 한곳을 바라본다. 나의 눈도 그 시선을 따라가 보니 시치미를 뚝 떼고 창밖을 바라보는 한 아저씨가 있다. 무려 전과 10범, 검거 완료.

 때때로 병원 1층 지상 주차장에 주차하면 인적이 드물고 잘 보이지 않는 구석에서 환자복이 빼꼼 보인다. 그 옆으로는 하얀 연기가 모락모락 피어나는데, 열 번 중 여덟 번은 우리 층 환자이다. 조용히 다가가 어깨를 툭 치면 오른쪽 팔에는 항암제를 맞으면서 왼쪽 손으로는 담배를 들고 날 놀리듯이 한 모금을 쭈욱 빨아들인다. 정말 못 말린다. 경비원에게 이르겠다고 달려가는 제스처를 취하면 화들짝 놀라서 담배를 꺼버리는 모습을 보고 우리는 서로 하하 웃어버린다. 아저씨를 연행하듯 끌고 병동으로 함께 올라간다. 이처럼 출근길마다 담배를 피우는 환자들을 찾아서 같이 올라가는 일이 일상이 되었다. 이젠 모두들 내가 오기만을 기다리며 담배를 피우는 것 같아서 조금의 죄책감이 든다.

항암제를 맞으면서 담배를 피우면 밑이 빠진 독에 물 붓기 아니냐며 한껏 잔소리를 쏟아붓는 내게 환자가 말한다.

"암 치료를 받으니 아무도 없는 사막에 혼자 남아있는 것 같아! 가족도 없고, 친구도 없고, 희망도 없지. 이 삶에서 유일한 내 낙이 바로 1층에서 담배 태우는 거야! 매일 같이 내려가면서 오늘도 내 발로 내려가서 담배를 피울 수 있음에 감사하다고!"

청산유수가 따로 없다. 이렇게 좋은 핑계라니, 내 입을 꾹 다물게 할만한 좋은 이유이다. 오늘도 나는 환자의 설득에 넘어가 버려 유일한 낙을 모른척 해주는 못된 간호사가 된다.

얼마 전 대학원 간호이론 수업 때, 교수님이 모두에게 질문하나를 던졌다.

'죽을 날이 얼마 남지 않은 폐암 환자가 마지막 소원이 담배 한 대 피우는 것이라고 한다면 당신은 간호사로서 담배를 줄 수 있겠는가?'

동기들과 이 질문으로 많은 의견을 주고받았는데, 그때 나의 입장은 '담배를 주겠다'였다. 나는 이런 양극적인 문제들에 있어서 인간의 감정과 의료진의 이성이 부딪히는 느낌을 받는다. 하지만 병원에 있어보니 의료적 치료만이 그들을 살리는 것은 아니라는 생각이 든다. 이곳의 주체는 병원이 아니라 환자이다. 환자의 건강을 목적으로 하지만, 환자의 건강에는 꼭 몸의 건강만 포함되는 것은 아니다.

이 질문의 답은 비교적 간단한 방법으로 찾을 수 있다.

환자의 입장에서 보면 된다. 내가 환자라면? 내가 죽을 날이 얼마 남지 않은 저 폐암 환자라면? 어떤 것이 더 좋을까? 내가 환자라면 당연히 애꿎은 약을 투여하며 감흥 없는 위로를 던지는 간호사보다야 담배를 쥐여 주며 가는 길이라도 마음 편히 가시라고 하는 간호사를 더 원할 것이다.

담배를 건네는 것이 우리가 배운 학문 위에서는 위해한 행동일 수 있으나, 우리가 학문으로 배울 수 없는 학문 이상의 것에서는 분명 타당한 행동일 것이라고 생각한다.

나는 지금 병원의 간호사인지 환자의 간호사인지 생각해본다. 돌아보면 분명 환자를 위해 존재하고, 환자를 위한 간호사가 되겠다고 마음먹었던 것 같은데 나의 많은 행동들이 그들을 위한다는 포장으로 병원을 위한 간호사가 되지는 않았을까? 검사 결과가 나타내는 수치들로만 그들의 안위를 판단하고 그들의 마음을 들여볼 생각은 하지도 않았던 것 아닐까?

다시 한번 병원이 원하는 간호사가 아닌 환자가 원하는 간호사가 될 것을 다시 다짐한다.

이렇듯 간호는 학문으로 모든 것을 포괄하기엔 넓고 방대하다.

나는 병원에 소속되어 있지만
환자를 위한 간호사다.
모든 문제의 답은
환자의 입장에서 보면 찾을 수 있다.

자린고비 [27]

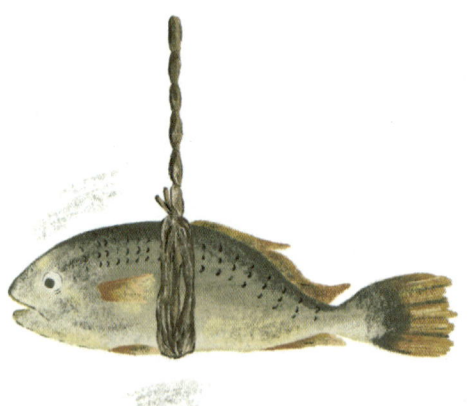

암 환자들이 항암치료를 겪어 내며 감당해야 할 많은 부작용 중 대표적인 것이 오심과 식욕저하이다. 항암제 대부분은 환자의 입맛을 뚝 떨어지게 만들어 체중을 쭉 빠지게 만들곤 한다. 왕년에 밥 두 공기는 뚝딱이라던 환자들의 말이 무색할 만큼 쌀 한 톨도 입에 넣기 힘들어지고 입원할 때마다 볼이 푹푹 패여 오는 일은 일상다반사이다. 암은 결국 밥심으로 이겨내야 하는데 밥을 먹지를 못하니 더 이상의 치료가 불가능한 경우도 많다. 이처럼 암 환자에게 밥은 곧 치료이자 방패이다.

 2017년 봄, 빨간색 캡 모자를 눌러쓴 새까만 피부의 아저씨가 한 분 오셨다. 꼭 대학교 때 봉사활동을 갔던 땅끝마을 한 섬의 이장님 같은 모습이었다. 대장에서 생긴 암이 복막, 폐로 전이된 채로 발견되어 수술과 항암치료가 불가피한 상태였다. 진단 후 여러 번의 항암치료가 반복되었지만, 상태는 나아지지 않았다. 잔인한 암세포는 마땅한 공간이 없자 결국 환자의 중추신경계까지 침범하기 시작했다.

인자했던 아저씨의 왼쪽 얼굴이 갸우뚱 일그러졌다.

늘 웃고 있던 입꼬리의 왼쪽이 내려앉았고, 반짝였던 왼쪽 눈은 내려진 눈꺼풀 근육으로 인해 더는 세상을 볼 수 없게 되었다. 그렇게 낯선 중추신경계의 전이를 몸으로 느끼며 부쩍 말수가 줄어드셨다. 늘 안부를 먼저 묻고 병동을 바다처럼 유영하시던 분이 병실에서 한 발자국도 움직이지 않으셨다.

어느 날 점심시간, 다 드시고 창틀에 올려놓은 식판을 보니 국과 밥만 줄어들어 있었다. 그다음 날도, 그다음 다음날에도 아저씨의 식판은 국과 밥만 줄어들어 있었다. 다음날 유심히 식사하는 걸 지켜보니 아예 반찬은 열지도 않은 채로 밥과 국만 들고 계셨다. 손가락의 움직임이 자유롭지 않자 수저로 떠먹을 수 있는 것들만 드신 것이었다. 그동안 아저씨의 식판은 우리에게 폐가 될까 봐 작은 일 하나도 시키고 싶어 하지 않던 아저씨의 모습이 담겨있던 것이다. 밥을 다 드시고는 봉지째 담겨있는 약을 까기 위해 한참 애를 쓰시는 모습을 보고 마음이 아팠다. 그리고 환자의 상태를 살피지 못한 내게 많은 실망과 반성을 느꼈다. 그다음 날 나는 식사 시간에 맞춰서 아저씨의 식탁 앞에 섰다. 조용히 멸균 비닐장갑을 끼고 아저씨의 생선 살을 바르기 시작했다. 수저를 들고 가만히 밥 위에 올려져 있는 생선 살을 쳐다보시더니 굳게 내려앉아 조금의 틈도 없을 것 같았던 아저씨의 왼쪽 눈에서 반짝이는 눈물이 흘렀다. 묻지 않아도 아저씨의 마음을 느낄 수 있었다. 나는 멋쩍은 마음에 괜시리 농담을 던졌다.

"제가 발라 드리니 생선이 눈물 날 정도로 맛있죠?"

아저씨가 웃는다. 얼마 만에 보는 아저씨의 미소인가. 일그러진 얼굴 사이로 나는 확실히 미소를 보았다. 생선 살 하나로 이렇게 진한 미소를 볼 수 있다니, 성공적인 투자임이 분명하다.

간호사로 지내다 보면 참 많은 일을 하게 된다.
꺼진 생명을 다시 타오르게 만드는 심폐소생술부터

프린터도 고치고 전등을 갈아야 할 때도 있고 쓰레기도 줍고, 병동 바닥에 묻은 대변을 닦아 내는 일까지 그 스펙트럼은 굉장히 넓고 다양하다. 또 얼마나 역할도 많은지 보호자에, 친구에 때로는 딸도 되어야 하고 손주도 되어야 한다. 환자들의 선생님도 되었다가 기쁨조도 되었다가, 옷을 골라주는 스타일리스트도 되고, 목욕해주는 세신사도 되며 마사지사가 될 때도 있다.

 간호사의 일은 어디서부터 어디까지일까?

 인터넷에서 한창 유행인 말 중에 '코끼리를 냉장고에 넣는 방법은? 간호사를 시킨다.'라는 농담이 있을 정도로 간호사의 일의 범위는 한정하기 어렵고 간호사 대부분은 모든 일을 '잘'하는 편이다.

 그럼 간호의 범위는 어디서부터 어디까지일까?

 나는 환자를 위해 행하는 모든 것이 간호라고 생각한다. 치료적인 행위뿐만 아니라 나의 작은 행동들의 주체가 '환자'라면 나는 그 모든 일이 간호라고 생각한다. 즉, 기저귀를 갈아주고, 밥을 떠 먹여주고, 침대 시트를 갈아주고, 복도의 쓰레기를 줍는 모든 일들이 '환자'를 위한 것이라면 그것은 분명한 '간호'이다. 나는 그래서 간호사가 좋다. 어떠한 단어나 무엇으로 특징지을 수 없는 직업이기 때문이다. 누군가는 이 학문의 범위가 모호하다고 표현하지만, 그것은 간호를 머리로만 정의하려 하기 때문이다. 환자와 간호사는 마음과 마음으로 시간들을 나누고 위로를 건넨다. 그것을 어떻게 머리로 이해할 수 있을까. 사랑을 머리로 계산할 수 없는 것과 같은 이치 아닐까?

이날 이후, 나는 간호사로서 하는 나의 일 중 가장 의미 있는 일은 '생선 발라주기'로 정했다. 생선이 나오는 날이면 조금 서둘러 약을 주고 일을 끝마친다. 그러곤 손이 자유롭지 못한 환자들에게 다가가 장갑을 끼고 생선을 바르기 시작한다. 하얀 쌀밥 한술을 듬뿍 뜨고 나의 손을 기다리는 환자를 보는 일은 나의 마음 아주 깊은 곳까지 행복을 가져다준다.

내 손에 약이 든 주사기가 들려있는 것과 생선 살이 들려있는 것에 별 차이가 없음을 느낀다. 몸이 아픈 환자들에게 약이 필요할지는 몰라도 당장 젓가락질이 버거운 이들에게는 생선 살이 더 값질지도 모른다. 자린고비 간호사였던 나의 이전 시간들을 돌아보면 스스로 얼굴이 화끈거린다. 작은 것 어느 하나도 간과하면 안 되는 우리의 직업, 간호사는 작지만 위대하다.

병원에서만큼은 환자의 보호자는 나다.
환자의 딸이자 손녀이고
때론 환자의 엄마가 되기도 한다.
어느 엄마가 귀찮다고 아이에게 생선을 그냥 던져주랴.
작은 가시 하나 걸릴까 조심스레 살을 발라내던
그 마음으로 나는 오늘도 생선 살을 발라낸다.
생선을 쳐다보게만 하는
자린고비 간호사는 되지 않으리라.

칠성 호텔 ²⁸

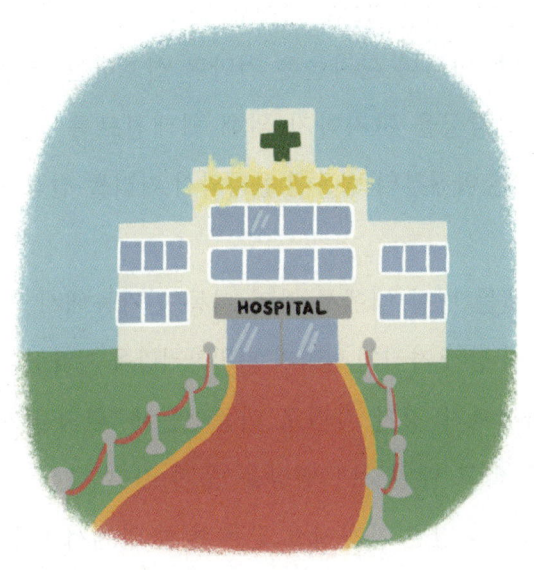

환자들이 입원 올 때 흔히 실랑이하는 문제 중 하나가 바로 병실 배정이다. 한번 퇴원하면 다시 입원하는 경우가 드문 일반 병동들과는 달리 암 병동은 치료가 끝날 때까지 계속해서 반복 입원을 하니 어느 병실이 조용한지, 어느 병실이 전망이 좋은지 심지어는 어느 병실이 와이파이가 잘 터지는지까지 꿰뚫고 있을 정도이다. 이러니 환자들은 저마다 선호하는 병실이 있고 그 병실을 차지하기 위해 외래진료를 보지도 않고 이른 아침부터 병동에 올라와서 자리를 선점하기 바빴다.

이전에는 병실 내에서 자리 이동이 가능해서 많은 환자들이 창가 자리의 환자가 퇴원하기만을 기다렸다가 퇴원하자마자 창가 자리로 이동했는데, 환자들끼리 불화도 많고 매일같이 병상을 옮겨 줘야 하는 일도 만만찮아서 병원 차원에서 같은 병실 안에서 이동을 금지하는 규정을 만들었다.

환자마다 취향도 얼마나 다양한지 화장실이 가까운 문 쪽 자리를 원하는 사람이 있는 반면, 화장실 소리가 싫어서 창가 쪽 자리를 원하는 사람도 있다. 대부분 회피하는 가운데 자리는 TV가 가장 잘 보이는 자리라서 주로 일일연속극을 보는 아주머니들이 선호한다.

모든 환자들에게 원하는 자리를 배정해 줄 수 있다면 좋겠지만 병상은 한정적이라서 어쩔 수 없이 원하지 않는 병실로 배정 받을 땐 퇴원할 때까지 입이 댓 발 나온 환자의 투정을 들어야 하는 경우도 있다.

한번은 4인실 기둥 없는 창가 자리를 원하는 환자가 있었는데 안타깝게도 기둥 없는 창가 자리는 우리 병동에 딱 2개뿐이었고 이미 입원 온 환자들로 자리가 모두 차 있는 상태였다. 여러 차례 설명하며 양해를 구했음에도 환자는 전혀 동의하지 못하고 본인은 그 자리가 아니면 입원을 하기 싫으니 창가 자리에 입원한 환자를 설득해서 본인의 자리와 바꿔 달라고 떼를 썼다. 이런 말도 안 되는 억지를 듣고 있자면 속이 터져 버릴 것만 같다. 웬만하면 환자에게 싫은 소리 하지 않으려 노력하는데, 그날은 나의 인내심이 극에 달해 환자에게 이렇게 말했다.

"여긴 호텔이 아니에요!"

호텔을 예약할 때도 원하는 자리가 없으면 예약을 못하는 마당에 치료를 받으러 병원에 와서 병실을 고르고 있는 모습을 보자니 도저히 이해를 해줄 수가 없었다. 내 말에 불이 난 환자는 밤에 잠 설치면 나보고 책임지라는 두 번째 억지를 피우고는 병실로 들어갔다.

창가 자리가 아니어서 정말 수면을 못 한 건지 아니면 나의 마음을 불편하게 하기 위함인지 모르겠지만 그 환자는 4일 내내 밤마다 수면제를 요청했다. 하지만 이후 여러 번 입원을 반복하며 나와도 친숙해지고 농담도 내던지며 더는 병실로 실랑이하지 않게 되었다. 지금은 이 환자가 입원 올 때마다 난 이렇게 인사한다.

"7성 호텔에 오신 것을 환영합니다. 고객님"

병실의 위치 문제 말고도 환자의 상태에 따른 병실 문제도 빈번하다. 상태가 악화 되어 산소치료를 시작하거나 의식상태가 온전치 못해 섬망을 보이는 환자, 폐암 환자의 끊임 없는 기침, 침상에서 기저귀를 교체해야 하는 환자들의 대변냄새, 암이 번져 피부 밖으로 나온 상처의 악취 등 비교적 건강한 환자들이 함께하기는 다소 어려운 상황이 닥칠 때가 종종 있다.

얼마 전엔 췌장암으로 순식간에 상태가 악화되어 사경을 오가며 산소치료도 받고 기저귀로 용변을 받아야 하는 환자의 옆자리 아저씨 환자가 간호사실로 나와 소리쳤다.

"저렇게 안 좋은 환자를 여기에 두면 어떡해? 내가 저 환자 때문에 병이 더 생기겠어!"
"죄송해요. 많이 불편하시죠. 그럼 조용한 병실로 옮겨드릴까요?"
"내가 왜 옮겨야 해? 피해를 주는 사람이 옮겨야지! 저 사람보고 옮기라고 해! 아니 저 환자는 양심이 없는 거 아니야? 저렇게 아프면 본인이 1인실 가든지 해야지 왜 남한테 이렇게 피해를 줘?"

나는 이 이기적인 말을 듣고 순간 욱하며 힘주어 말했다.

"저 환자분도 얼마 전까지 아주 건강하셨어요"

순간 아저씨가 멈칫한다. 나도 아차 싶었다. 찰나의 화로 환자에게 상처를 줬다. 더이상 아저씨는 아무 말도 하지 않고 병실로 돌아갔다. 아저씨도 나의 환자인데 상태가 좋지 않은 환자를 감싸느라 아저씨의 불편함을 조금도 공감해주지 못했다.

나는 기껏해야 근무시간 8시간 중 처치나 투약을 하러 잠깐씩 병실에 들어가니 안 좋은 환자의 옆에서 24시간을 지내야 하는 아저씨의 마음을 전혀 헤아려주지 못한 것이다. 더군다나 밉게 말한다고 해서 나 또한 말로 상처를 준 어리석은 나의 언행을 반성했다.

다음날 정중하게 사과드리고 양해를 구했더니 본인이 경솔했다며 먼저 사과하는 아저씨를 보곤 더욱 죄책감이 들었다.

이제는 내게도 경험이 생겨 이렇게 불만을 제기하는 환자에게는 최대한 공감하는 말과 위로를 건넨 뒤 귀마개를 제공한다. 보통은 이 선에서 원만히 해결되는 것을 보고 어쩌면 환자는 병실을 옮기고 말고의 문제가 아니라 본인의 고충을 조금이나마 이해받고 싶었는지도 모른다는 생각이 든다.

 병실에 이은 두 번째 문제는 바로 식사이다. 식사 시간이 되면 수많은 요청사항이 추가된다. 진밥, 된밥, 잡곡밥 등 밥의 종류뿐만 아니라 배추김치, 물김치, 백김치 등 김치의 종류는 또 어찌나 많은지 환자마다 일일이 입력하는 것도 일이다. 그래도 이렇게 원하는 것이 제공할 수 있는 한도 내에 있으면 다행이다. 제공할 수 없는 것들을 요청하는 경우도 참 많기 때문이다.
 보통은 환자들에게 입원 수속을 하며 식사의 여부와 특이사항을 묻는다. 한번은 우리 병동에 처음 입원 온 아주머니에게 "식사는 어떻게 드릴까요?"라고 물었더니,
 "제가 좀 예민해서요. 맵지 않게, 짜지 않게, 달지 않게, 시지

않게요."라는 대답이 돌아왔다.

순간 속으로 '집에서도 그렇게 드세요?'라고 물어보고 싶었지만 매서운 눈썹을 가진 아주머니를 보며 참았다. '그래, 밥을 드실 건지 죽을 드실 건지 물어보지 않고 식사는 어떻게 드릴까요? 라고 말한 내 잘못이다.'라고 생각해버렸다.

이 외에도 고추장, 간장, 된장 3종 세트를 끼니마다 달라는 둥 채소는 유기농으로 부탁한다는 둥 얼토당토않은 요청을 할 때면 도대체 어떤 좋은 말로 거절해야 할지를 모르겠다. 요즘은 그냥 "얼른 퇴원하셔서 집에 가서 해 드세요."라고 웃으며 말해버린다.

암 환자는 보통 짧으면 1박 2일에서 길게는 일주일 정도 입원 치료를 받는다. 입원 기간 동안은 당연히 집보다야 불편하고 부족할 수밖에 없다. 짧은 기간인 만큼 환자는 불편을 조금 감수 해야 하고 우리는 짧은 기간이지만 최대한 편히 지낼 수 있도록 해주는 것이 서로의 과제라고 생각한다.

더 나아가 모든 환자들이 얼른 쾌차해서 병실도 식사도 불평하지 않도록 다시는 입원하지 않았으면 좋겠다.

오늘도 나는 우리 환자 한 분에게 이렇게 말했다.
"그러니까 얼른 완쾌하셔서 다신 오지 마세요!"

서운해도 어쩔 수 없다.
이것이 내가 우리 환자들에게 가장 바라는 일이다.
내가 실직자가 되어도 좋으니
아픈 사람이 없었으면 좋겠다.

혼주석의 주인 29

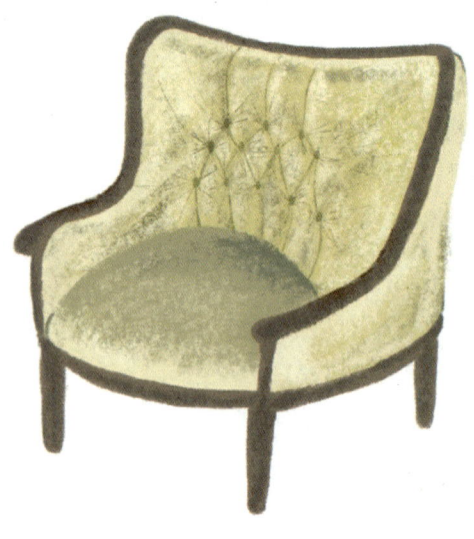

"시집 안 갔어? 남자친구는?"

서른이 넘어가며 내가 시집도 못 갈세라 만날 때마다 나의 연애사를 확인하는 환자들이 많아졌다. 우리 가족들이 누구도 하지 않는 걱정을 우리 환자들은 곱절로 더 한다. 어제 물어보고도 오늘 또 물어보는 짓궂은 환자들 속에서 나는 이른 나이에 노처녀가 되어버렸다.

"할미가 돈 줄게. 내가 지금 가진 게 돈밖에 없어."
"상아 선생님. 나는 한복 해줄게! 내가 명장 밑에서 한복 배운 사람이잖아."
"그럼 나는 그릇을 해줄까? 내가 6인조로 맞춰줄게!"
"나는 텔레비전 하나 사줄까? 뭐 필요한 거 있으면 말만 해."
"나는 한평생 다이아몬드만 깎던 사람이야. 나 죽기전에 시집가면 다이아 하나 해줄게."

아이고. 본인 딸 시집보내는 거 마냥 서로들 해주겠다고 성화이다. 이거 다 받으려면 결혼을 서너 번쯤은 해야 하는데, 아직 한 번도 못 갔으니 큰일 났다. 남자만 있으면 결혼식까지 치러줄 기세의 환자들 덕에 마음이 든든했다.

하지만 그 이후로 몇 해가 지나도 나는 혼자였고 많은 분들이 그렇게 바라던 내 결혼식을 보지 못한 채 별이 되었다. 차마 이곳에서 다하지 못한 마음들을 천국으로 갖고 올라간 우리 환자들이 내 결혼을 얼마나 기다리고 있을지 안 봐도 훤하다. 가끔 꿈에 찾아와서 아직도 시집 안 가고 뭐 하냐고 타박하는 환자분도 계실 정도니, 말이다.

청첩장이 나오면 가장 먼저 하늘에 띄우고 싶다.
색동 연에 매달아 날리면 볼 수 있을까?
하늘을 향해 펼치고 있으면 읽을 수 있을까?
산 정상에 올라가 큰 소리로 소문내면 들을 수 있을까?
어쩌면 그분들은 마음에 사는 분들이니 이미 다 알고 계실지도 모른다.

하객이 많지 않아도 외롭지 않겠다. 못다 한 마음들을 들고 내 결혼식장을 가득 메워줄 환자들 생각에 벌써부터 마음이 터질 것 같다.

함께 손을 잡고 입장할 아빠가 안 계셔도 서럽지 않겠다. 우리 환자들이 아빠가 되어 내 뒤에서 함께 입장도 해주고 박수도 쳐줄 테니 생각만 해도 든든하다.

엄마 옆 혼주 자리가 비어 있어도 슬프지 않겠다. 우리 환자들이 서로 앉으려고 싸우며 투덕거릴 생각에 웃음이 난다.

환자들은 이렇게 나의 부족한 것들을 채우고 또 채워서 나를 가득한 사람으로 만들어 준다. 세상에서 가장 부자인 사람으로 만들어 준다.

이제야 나는 늦은 결혼 준비를 하고 있다. 환자들이 준비해주겠노라 말했던 많은 것들을 준비하면서 그들의 얼굴을 떠올린다. 예복을 맞추고 신혼집에 가구를 고르면서도 내내 내게 챙겨주고 싶어 했던 그분들의 마음이 곁에 있었다. 단 한 순간도 부족한 것

없이 준비되는 것을 보며 저 먼 곳에서 나의 결혼을 축하해주는 것을 깊이 느낄 수 있었다. 그분들이 주고 싶어 했던 것보다 더 많은 것들을 받았다.

  잘 받았다고, 고맙다고 전하고 싶다.

'어르신들!
덕분에 저 드디어 결혼해요.
혼주 자리 비워둘 테니,
와서 돌아가며 앉으세요!'

환자, 안녕 [30]

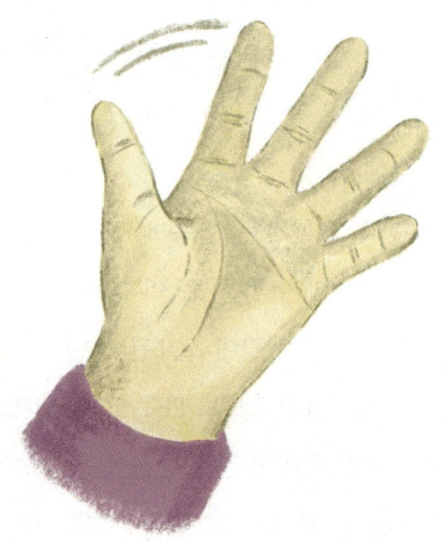

안녕: [감탄사] 편한 사이에서, 서로 만나거나 헤어질 때 정답게 하는 인사말.

암 병동에서의 안녕은 아주 다양한 의미를 지닌다. 오랜 기간 치료받던 환자가 임종하는 경우, 더는 쓸 수 있는 약이 없어 치료를 중단하는 경우, 그리고 완치판정을 받고 마지막 인사를 하는 경우이다. 이중 우리가 가장 기대하는 안녕은 당연히 완치이다.

나의 첫 완치환자는 병동에 입사하고 6년쯤 되던 해에 만났다. 마지막 치료 이후 완전한 완치판정을 받기까지는 5년의 시간이 소요된다. 이 환자는 신규시절 몇 번의 항암치료만으로도 PET-CT상 암세포가 보이지 않는다는 완전 관해 판정을 받은 림프종 환자였다. 치료 이후 5년의 긴 세월을 잘 버텨내어 드디어 완치판정을 이루었다. 항암치료를 완료하면 이후의 스케줄은 외래에서 통원으로 진행하기 때문에 다시 입원 오지 않고는 볼 일이 없는데, 아저씨는 마지막 외래를 보던 날 병동에 올라와 감사 인사를 전했다. 다시는 병원에서 보지 말자며 마지막 안녕을 나누는데, 내가 겪어본 이별 중에 단연코 가장 행복한 이별이었다.

늘 행복한 안녕만 있는 것은 아니다. 예기치 못한 안녕도 있고 때때로 끈질기게 버티는 안녕도 있다. 겪은 안녕 중 가장 길었던 안녕은 처자식을 두고 가야만 하는 젊은 아저씨의 안녕이었다. 폐암으로 인한 임종 직전인 환자는 고 유량 산소의 최대치를 받아들이며 아무것도 먹지 못한 채로 일주일을 앉아만 있었다. 눕는 순간 폐는 숨을 못 쉬게 되어 심장이 멎을 것임을 환자도 알고 있었다. 그 시간 동안 환자는 숨을 쉬기도 불편한 상태에서 보호자와 수많은 마지막 안녕을 나누었다. 무려 같은 자세로 7일을 버텨낸 후에야 아내에게 '이제 나 누울래.'라고 말했고, 환자를 눕힌 뒤 한 시간이 채 지나지 않아 임종했다.

죽음에서 오는 두려움은 우리가 생각하는 것보다 훨씬 잔혹하다. 일주일 동안 물 한 모금 입에 대지 못하고 같은 자세로 앉아있어야만 하는 상황 속에도 죽음만은 피하고 싶어 한다. 죽음이란 것은 누구도 설명할 수 없는 경험이기에 더욱 그렇다. 매일 보던것들을 보지 못한다는 것과 나라는 사람이 이 세상에서 사라진다는 것은 아무리 노력해도 이해할 수 없는 일이다. 이곳에서 내가 만났던 마지막 순간들은 가족이 있든 없든 누군가가 슬퍼하든 안 슬퍼하든 어떠한 상황과도 상관없이 매우 잔인했다.

나를 거쳐 간 환자의 마지막 안녕은 단 한 순간도 빠짐없이 내 기억에 기록되어 있다. 가끔 친구들과 거하게 술 한 잔이라도 할 때면 별이 된 환자들의 이름을 줄줄 읊어낼 정도이다. 이렇게 많은 마지막 순간들을 겪었음에도 나는 여전히 죽음이 두렵다. 서당 개도 3년이면 풍월을 읊는다는데 7년 동안을 겪고 또 겪어도 전혀 익숙해지지 않는 것이 바로 환자의 죽음이다. 죽음의 구름이 팽배한 이곳에서 늘 숨이 막히고 마음이 조여온다.

이렇게 두려움 가득한 곳에서 그래도 내가 버틸 수 있는 이유는 우리 환자들이 너무 좋아서다. 정말 좋다. 그들의 웃는 모습을 보고 있노라면 세상의 어떤 악한 것들도 다 씻겨 내려가는 기분이 든다. 그리고 순식간에 두려움과 불안이 사라진다. 내가 세상을 아름답게 보는 이유도 모두 환자들 덕분이다. 환자들은 내 세상을 늘 따뜻하고 예쁘게 만들어준다. 그러니 나도 그들의 시작과 마지막을 나로 인해 조금이나마 안녕하게 해줘야 하지 않겠는가.

　마음 같아서는 예수님이든 염라대왕이든 누구의 바짓단이라도 붙잡고 하루라도 더 살려달라고 빌고 싶은 심정이다. 어떻게 하면 그들을 그 앞에서 하루라도 더 버티게 할 수 있는지, 마지막 안녕의 시간에는 무엇을 해줄 수 있는지가 나의 끊임없는 고민이다.

　나는 오늘도 환자들의 안녕을 위해 일하며
　안녕으로 맞이하고 안녕을 고한다.
　세상 모든 환자가 안녕하길 바라며.

4장

언제나 안녕

간호사가 된 보호자[31]

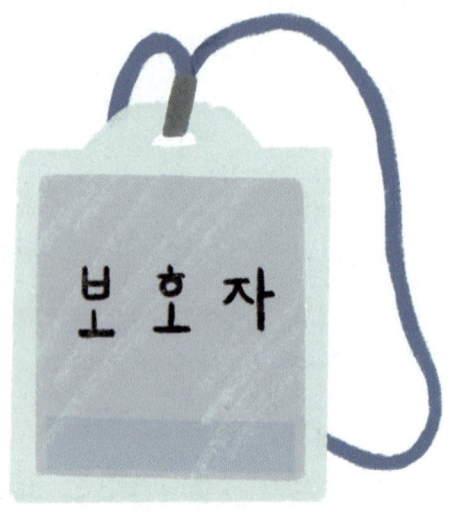

"언니, 엄마가 백혈병이래"

　수화기로 들려오는 잔뜩 쉬어버린 동생의 목소리에 순간 바닥에 주저앉아버렸다. 말을 잇지 못하고 멍하니 듣고만 있는 내게, 지금 상태가 좋지 않아 중환자실에 있고 폐렴으로 생사를 오가고 있으며 고비를 넘기지 못하면 힘들 수도 있다고 덧붙였다. 이렇게 갑자기? 며칠 전까지도 멀쩡했는데, 엄마가 죽을 수도 있다고? 정말이지 머리로 도저히 이해할 수가 없었다.

　이미 마음은 당장에라도 병원으로 달려갔겠지만, 나의 몸은 그때 이역만리 떨어진 미국 땅에 있었다. 승무원을 그만두고 공부를 하러 미국에 온 지 3개월쯤 되던 차였다. 전화를 끊고 밤을 지새우며 처음으로 죽음이라는 단어가 피부에 닿아 온몸을 시리게 파고들었다. 평생을 믿어온 신이 원망스러웠고, 엄마를 다시는 보지 못할 수도 있다는 불안감이 내 전부를 감쌌다. 그날 새벽기도에 가서 몇 시간을 바닥을 치며 울었고 나의 기도는 원망으로 시작해서 끝 무렵엔 한 번만 살려달라고,

살려만 준다면 내 뭐든 하겠노라고 애원했다.

그리고 다음 날, 미련 없이 짐을 챙겨 한국으로 돌아왔다.

내게 '백혈병'은 드라마나 영화에서 여주인공이 창백한 얼굴과 메마른 입술로 시한부 판정을 받고 남주인공과 애처로운 사랑을 키워나가는 소재쯤이었고 실제로 주변에 백혈병을 겪었다는 이야기조차 들어보지 못한 희귀한 질병이었다. 이렇게나 생소한 단어가 내 인생에 들어올 줄은 상상도 하지 못했다. 미국에서 한국까지 달려오는 열네 시간이 마치 영겁처럼 느껴졌고 나는 그 비행기 안에서 얼마나 많은 눈물을 흘렸는지 모른다. 그저 살아만 있기를 바라며 한숨도 쉬이 내쉬지를 못하고 병원까지 달려왔다.

그렇게 시작된 암 투병은 꼬박 2년의 세월이 걸렸다. 중환자실에서 두 번의 큰 고비를 넘기고, 많은 항암치료와 그에 따른 많은 부작용을 견뎌내야 했다. 힘든 시간을 보내면서도 엄마는 단 한 번도 낙담하지 않았고 한 방울의 눈물도 흘리지 않았다. 오히려 더욱 즐거운 마음으로 매일매일을 보내며 마지막 하루여도 아쉽지 않을 만큼 행복으로 하루를 가득 채웠다. 열 번을 넘게 주사를 찌르는 간호사에게도 한번 불평하지 않았고, 밤마다 섬망으로 소리 지르는 할머니에게 모두가 나무랄 때도 늙으면 다 그렇다며 할머니 편을 들곤 했다.

누구나 아파하는 골수검사를 할 때도 악 소리 한번을 안 냈고, 항암제를 맞던 손이 통통 불어 터져도 웃어넘겼다. 풀 한 포기조차도 아름답게 보는 엄마의 마음이 죽음을 근처에 얼씬도 못 하게 만들었나 보다. 교수까지도 힘들 거라고 했던 위기들을 이겨내고 마침내 기적처럼 치료를 끝마쳤다.

이렇게 천하 태평한 엄마와는 다르게 나는 그 좁은 보호자 침대에서 매일 밤 얼마나 간절히 기도했는지 모른다. 곤히 잠들어 숨소리가 작아 들 때면 깜짝 놀라 떨리는 마음으로 엄마의 손에 내 손을 갖다 대곤 했다. 손끝으로 따뜻한 온기가 느껴지면 그 순간 얼마나 안도했는지, 이렇게 날마다 천국과 지옥을 오가는 시간을 보냈다. 항암치료로 근육이 다 위축되어 걷지 못하는 엄마를 등에 업고 다니며 꼬박 2년을 엄마의 병간호에 매달렸다. 그땐 마음이 힘든 날이 참 많았던 것 같은데, 지금 생각해보면 즐거웠던 순간도 많았고 오히려 감사한 마음마저 들기도 한다. 모든 것은 시간이 지나면 아름다운 추억이 된다는 말이 맞나 보다.

확실한 것은 그때의 날들이 지금의 나를 만들어 주었다는 것이다. 엄마를 간호하며 그곳에서 수많은 꿈을 그렸고, 그러다가 내가 선택한 것이 바로 간호사이다. 처음에는 단순히 누군가의 생명을 위해 일하는 것이 멋지다고 생각했고, 이전 직업에서 찾을 수 없는 뜨거움과 보람도 있을 것만 같았다. 무엇보다 내가 보호자로 겪은 경험이 분명 도움이 될 거라는 확신이 있었다.

그렇게 병원에서 시작된 꿈은 보호자에서 간호사로 이름만 바꾼 채 나를 다시 병원으로 데려다 놓았다. 정말 명칭만 바뀌었을 뿐 그때 엄마를 간호하던 그 마음 그대로 우리 환자들을 돌보고 있다. 내 앞에 있는 환자도 사람만 바뀌었을 뿐 내게 엄마이고, 가족이다.

처음 암 진단을 받을 때의 그 두려움과 불안을 안다.
고통에 힘들어하는 가족을 바라보는 보호자의 마음을 안다.
심폐 소생술 거부 동의서에 덤덤히 서명하지만,
그 마음이 얼마나 미어지는지 안다.
하루하루가 얼마나 소중한지, 그 하루를 살아 내기 위해
얼마나 힘들게 견뎌내어야 하는지 안다.
그리고 나는 기적이 있다는 것을 안다.
끝내 완치 판정을 받고 두 다리로 펄쩍 뛰는 우리 엄마가
살아있는 기적 그 자체이다.

경험은 엄청난 공감을 만든다.
그 어떠한 가르침도 경험보다 좋은 스승은 없다.
내가 직접 경험한 순간들을 나누며,
오늘도 환자들의 하루에 기적이라는 희망을 심는다.

거짓말쟁이 [32]

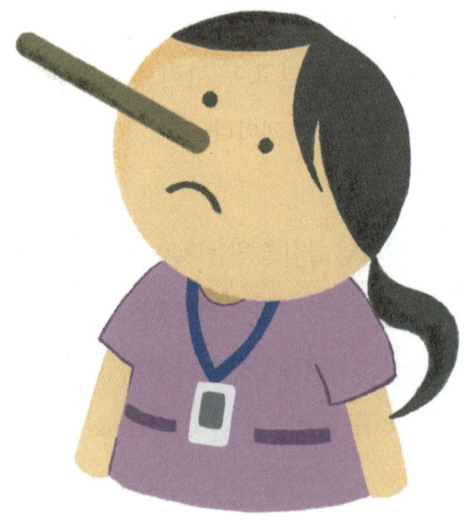

"상아야 이 약 어딨어?"

  내게 인계를 받고 약을 정리하던 선배가 묻는다. 순간 등골에 한줄기 식은땀이 흐른다. 아침에 하나, 저녁에 하나 들어가야 하는 주사제인데 왜 저녁 약이 없지? 분명 아침에 한 개를 투약했기 때문에 한 개가 남아있어야 하는데 아무리 찾아봐도 약이 보이질 않았다. 분명 야간근무 간호사가 약을 받아서 보관함에 넣어놨을 텐데, 인계받을 때 개수를 확인하지 않았기에 아침에 몇 개가 있었는지 기억이 나질 않았다. 병동에서 자주 쓰이지 않는 약이라 주의를 기울여야 함에도 계수를 간과했던 나의 불찰이다.

  약을 도무지 찾을 수가 없어서 수 선생님께 보고했고, 아침에 인계를 받으며 약을 계수하지 않았다고 솔직하게 말했다. 확인하지 않았기에 몇 개가 있었는지 기억이 안 나고, 확실한 것은 아침에 한 개를 투약한 것이라고 덧붙였다. 수 선생님은 약을 직접 수령하고 내게 인계를 넘긴 앞 번 선배 간호사에게 전화를 걸었다. 자다가 전화를 받은 간호사는 황당하다는 듯이 분명히 두 개를 받아놨으며 약이 왜 없냐고 오히려 되물었다. 결국 보고서를 쓰고 약국에서 약을 새로 받아서 투여하는 거로 이 일은 일단락이 되었다.

그리고 다음 날, 앞 번 간호사는 나를 보자마자 다짜고짜 왜 거짓말을 했냐고 성을 냈다. 나는 결코 거짓말을 한 적이 없다고 대답했다. 선배에게 말대꾸하는 후배가 불편하겠지만 그것이 진실이었다. 나는 약이 있었는지 없었는지 기억이 안 났고, 확인하지 못한 것에 대한 책임이 있을 뿐 그 이상도 이하도 아니었다. 못 본 것을 봤다고 할 수 없었고, 하물며 하늘 같은 선배가 두 개를 갖다 놨다 할지라도 거짓을 말할 수는 없었다. 하지만 나의 진실과는 다르게 많은 이들은 나를 거짓말쟁이로 판단해 버렸다. 혹자들은 내가 두 개를 투여한 것이 아니냐는 의심을 던지기도 했다. 그러나 며칠 뒤, 다른 간호사가 카트 안쪽을 정리하다가 주사기 더미 안에서 약 하나를 발견했다. 그날 행방불명이 된 약이었다.

그제야 나의 억울한 진실이, 참 진실이 되었다. 누구도 내게 사과하지 않았지만, 분명 그들의 마음속에 찔림이 있었으리라.

 병원에서 근무를 하다 보면 이처럼 진실을 말해도 거짓말쟁이가 되는 순간들이 참 많다. 허나 분명한 것은 그렇다고 해도 절대 거짓말을 해서는 안 된다는 것이다. 간호사에게 있어서 꼭 필요한 것 중 하나는 진실이다. 많은 간호사가 자신의 잘못을 감추기 위해서, 또는 남의 잘못을 눈감아 주기 위해서 거짓말을 한다. 특히 신규 간호사들은 선배에게 혼나고 싶지 않기에 순간적으로 자신도 모르게 거짓을 말하는 경우가 많다.

 그 거짓의 크기와 의도는 상관없이 '거짓'을 말했다는 자체가 언젠간 반드시 발목을 잡는다. 거짓말하고 싶은 상황이 온다면 누군가 덫을 만들어놓고 나의 진실성을 테스트한다고 생각하면 편하다. 내가 생각하기에 완벽하고 번지르르한 말로 거짓을 포장할지라도 단언컨대 10년 이상 병원 밥 먹은 선배들은 절대 속일 수 없을 것이다.

거짓은 결국 오해를 만들어내고 그 오해의 타래는 무엇으로도 풀기 어렵다. 이후로는 어떤 말을 해도 신뢰를 얻기 힘들뿐더러 거짓이 반복되면 양치기 소녀가 되기 십상이다. 불편한 진실을 말해야만 하는 순간은 당시엔 불편하고 힘들 수 있으나 나중엔 진실의 진가가 분명 빛을 발할 것이다. 그러니 진실, 또 진실해야 한다.

완벽히 속였다고 생각하는 거짓말도 언젠간 들통나고, 거짓으로 치부되는 억울한 진실도 언젠가는 밝혀진다. 나아가 병원 안에서 우리가 담당하는 모든 일은 신뢰를 바탕으로 하므로 신뢰에 금이 가는 일이 있어서는 결단코 안 된다.

우리는 언제나 진실해야 하고
거짓 앞에서도 진실해야 한다.
우리가 반드시 진실해야만 하는 이유는
의료진의 거짓은 모두 환자가 감당해야 하기 때문이다.
간호사는 언제나 진실해야 하고
간호사는 언제나 진심이어야 한다.

꼭꼭 씹어라. 머리카락 보일라.[33]

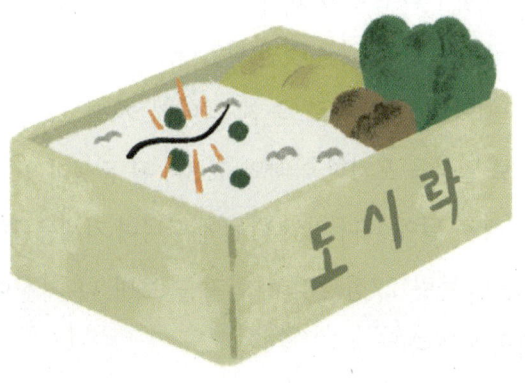

간호학과로 다시 대학을 준비하며 나는 1년의 시간을 학원에서 지냈다. 여태껏 딱히 열심히 살았다고 생각한 적이 없었는데 그동안 열심히 살지 않은 대가인 것처럼 1년 동안 숨 막히도록 치열한 날들을 보내야만 했다. 하루도 쉴 수 없었고 한시도 소홀히 보낼 수 없었다.

코끝이 시리던 2월, 학원에 처음 등록하고 그달의 모의고사에서 27점을 맞았다. 점수를 확인하는 순간 내 머리도 망치로 한 대 맞은 것만 같았다.

집에는 아직 항암치료 중인 엄마가 계셨고, 엄마의 투병으로 일상을 포기한 아빠와 고 3이 된 동생이 있었다. 이 와중에 한 달에 꽤나 비싼 학원에 다니며 기세등등하던 나는 손에 들린 27점짜리 시험지를 보며 나 자신에게 모멸감을 느꼈다.

그날 이후 나는 마지막 시험을 치르는 날까지 학원의 문지기를 자처했다. 학원은 새벽 6시에 오픈이었는데 매일 새벽 5시 50분까지 가서 잠겨있는 유리문 앞에 서서 열리기만을 기다렸고, 문을 닫는 10시에는 그날 마감

업무를 맡은 직원들과 함께 나오는 것이 일상이 되었다.

  첫 시험이 치러지는 날까지 단 하루도 빠지지 않았고 단 하루도 늦지 않았다. 매 강의마다 교수님 바로 앞자리에 앉아서 정말 독하게 공부에만 매진했다. 친구도 만나지 않았고 오래 만났던 남자친구와도 이별을 고했다.

  이렇게 힘들고 외로웠던 수험생활 속에서 지치지 않고 달릴 수 있는 원동력이 된 것은 바로 엄마의 도시락이었다. 그 당시 엄마는 항암치료를 받으면서도 새벽같이 일어나 큰딸의 점심 도시락을 싸줬다. 아무리 그만하라고 해도 매일 단 하루도 빠짐없이 내 손엔 엄마의 도시락이 들려있었다. 작은 도시락이 어찌나 무겁던지, 그 도시락을 먹고는 도무지 헛된 시간을 보낼 수가 없었다.

  도시락은 오로지 나만 먹을 수 있었는데, 그 이유는 머리카락 때문이었다. 항암치료로 인해 새로 자라는 머리카락들이 계속 연이어 빠지는지라 아무리 조심해도 밥과 반찬 속에 머리카락이 몇 개씩 꼭 들어 있었다. 더군다나 일찍이 새하얗게 쉬어버린 엄마의 짧은 머리들은 눈에 띄기도 힘들어서 항상 입안에서 씹다가 걸리면 뱉어내야 했다.

  그럼에도 불구하고 나는 그 순간들이 대단히 감사했다. 혀에 머리카락이 걸려 뱉어낼 때마다 엄마가 살아있음을 느낄 수 있었다. 비록 수험기간 동안은 엄마 옆에서 함께 있을 수는 없었지만, 그 외롭고 추웠던 학원에서 머리카락 한올 한올로 엄마의 온기를 느낄 수 있었다.

  도시락을 열어 친구들과 같이 먹는 날에는 자랑스럽게 웃으며 "내 반찬에는 조미료 대신 머리카락이 있다. 먹다가 머리카락 씹히면 뱉어. 우리 엄마가 항암치료 중인데 이거 목숨 걸고 싸주신 거야."라고 웃으며 말하기도 했다.

  착한 나의 친구들은 우리 엄마의 볶음김치가 최고라며 젓가락을 쉴 새 없이 들였었다. 그때마다 나는 고된 항암치료를 견뎌내며 동도 트기 전 일어나 딸을 위해 새로 밥을 짓고 반찬을 넣어주는 엄마가 자랑스럽고 존경스러웠다.

  500명 중 500번째에 가까운 등수에서부터 전국

모의고사 2등을 하는 날까지 내 손에는 엄마의 도시락이 들려있었다. 시험을 치르는 날부터 면접을 보고 합격 통지서를 받는 날까지 나는 학원에서 엄마의 도시락을 먹었다. 머리카락 도시락 덕분에 원하는 학교에 합격했고, 지금 이렇게 어엿한 간호사가 되어있다고 생각한다.

얼마 전 엄마와 이때를 회상하니 엄마도 무슨 정신으로 도시락을 싸줬는지 모르겠다고 했다. 정말 힘들고 고단했는데도 도시락을 싸줘야 한다는 일념 하나로 버텨냈다고 한다. 알고 보니 도시락은 내게만 힘이 된 것이 아니라 엄마에게도 의지를 심어줬던 것이다. 엄마의 희생 덕분에 우리는 고단했던 시기를 추억으로 회상할 수 있게 되었다. 그때 그 맛은 어떠한 산해진미보다 일품이었고, 그때 그 온기는 어느 화창한 봄날보다도 따스했다.

세상은 혼자 살아가기엔 버겁고 고단하다.
그래서 신은 우리에게 가족과 친구를
선물한 것이 아닐까.

눈엣가시 [34]

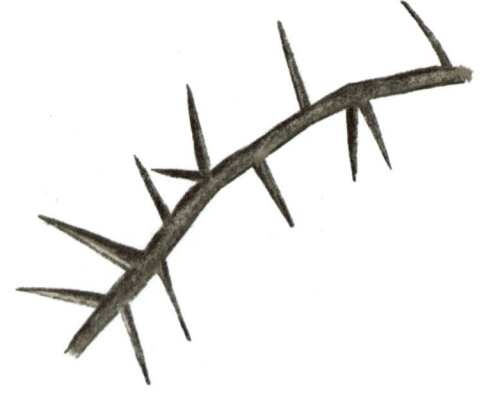

많은 이들이 나를 보고 천생 간호사라며 병원에 잘 적응하고 원만한 관계를 유지하며 다닐 거라고 생각한다. 딱히 주변 사람들에게 병원이 이래서 힘드네! 저래서 힘드네! 라고 말하지 않기도 하고, 두루두루 인간관계를 유지하는 편이라서 그런지 '천직'이라는 평가를 많이 받는다. 하지만 사람이 어떻게 모두에게 사랑받겠는가. 조물주인 신조차도 십자가에 못 박히는 이 세상에서 내가 만인에게 사랑받으리라 생각하는 것 자체가 대단한 오만이다.

나에겐 환한 친절함 뒤의 낭창함이 있고, 수직적인 관계보다는 수평적인 관계를 지향하며, 아닌 것은 선배이든 후배이든 말하고 봐야 하는 성격이다. 이러니 누군가에게는 눈엣가시인 경우가 많다. 호불호가 극명하게 갈리는 성향인지라 사랑과 더불어 당연히 미움도 많이 샀다. 가끔은 몸으로 느껴지는 차가움과 매정함에 뼛속까지 시릴 때가 있지만 그럴 때일수록 더 웃어내고 더 살갑게 다가간다. 이것이 바로 수년간 쌓아온 내가 반드시 이기는 비결이다.

돌아보니 나는 어릴 적부터 누군가를 잘 미워하거나 싫어하지 않았다. 미움은 내가 상대방에게 던지는 창 같지만 실제로는 나를 갉아먹는 일이라는 것을 일찍이 깨달았다. 누군가를 미워하며 심어진 내 마음의 미움은 나의 못된 생각들을 먹고 쑥쑥 자라서 결국 내 깊은 곳에 뿌리내리고 나를 망가뜨려 버렸다. 결국은 미워하는 상대가 아닌 내가 손해를 보는 일이 분명한 것을 경험하고부터는 사람들이 나를 미워하고 싫어하는 것에 대해 크게 괘념치 않는다. 오히려 나를 미워하면 미워할수록 저 사람이 망가진다는 것을 알고 나니 고소한 기분이 들기도 했다. 많은 관계 속에서 나를 싫어하거나 나에 대해 험담하고 못나게 구는 사람들을 위해 나는 매일같이 이렇게 바란다.

'저들이 저를 계속, 계속, 계속 오래 미워하게 해주세요'

그들의 마음에 나를 향한 미움과 불만으로 가득하여 당신들의 자체가 미운 사람이 되기를 바라는 것, 이것이 내가 누군가를 미워하는 방법이다. 그러니 이 글을 읽는 당신이 일터에서 또는 어딘가에서 미움을 받고 있다면, 고소한 마음으로 웃어넘겼으면 좋겠다. 그 미움은 부메랑과 같아서 결코 내게 오지 않고 상대방에게 더 크게 돌아갈 것이다.

참으로 세상엔 사랑스러운 만물들로 가득하다. 바람에 이는 낙엽 한 장조차 사랑스럽지 않은 것이 없는데, 모든 것들이 제 가치만큼 사랑받지는 못한다는 것을 안다. 인간도 똑같다. 나를 값어치 없는 사람을 만들며 미워하는 사람이 있는가 하면, 분명 부족한 나를 내 가치보다 더 넘치게 사랑해주는 사람도 있다.

미움에 연연하지 않고 사랑을 채워가며 더 가치 있고 의미 있는 사람이 되어 나도 다른 이들을 사랑하며 베푸는 사람이 되는 것, 이것이 미움 속에서 내가 찾은 해답이다. 내 그릇은 작아서 미워하는 것들을 담을 겨를이 없다. 사랑스러운 것들로만 채우기에도 벅차다.

눈엣가시인 것도 나름 괜찮다.
가시에 찔리는 네가 아프지,
내가 아플쏘냐.

담아 닮다 [35]

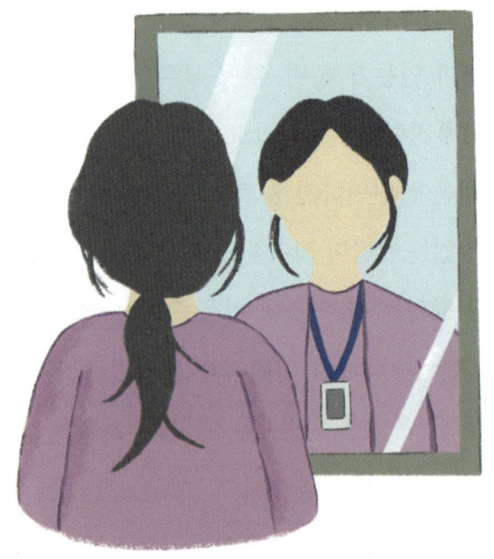

대학교 3학년, 우리병원 중환자실 실습 때였다.

늘 바쁜 중환자실에서 비교적 한가한 날이었다. 모두 삼삼오오 모여 수다를 즐기거나 핸드폰을 보고 있을 때, 연차가 꽤 높아 보이는 선생님이 일어나 주섬주섬 무언가를 챙긴다. 이내 세숫대야에 물을 받아서 환자에게 다가가는 것을 보고 나도 함께 따라붙었다. 선생님의 발길이 멈춘 곳은 스물여섯의 나이에 식물인간 상태인 환자였다. 보고 말하는 것은 물론이거니와 손끝의 움직임조차도 남아있지 않은 환자였다.

"우리 ㅇㅇ님, 오늘은 날도 좋으니 세수나 할까요?"

눈을 뜨지 못하는 환자에게 빙긋 웃으며 말을 거는 선생님의 모습이 아직도 선하다. 밖에는 구름이 둥실 떠 있고 날씨가 참 맑다고, 오늘은 웬일인지 한가하다며 대답 없는 환자와 재잘거리는 선생님은 책에서는 배울 수 없었던 간호사의 모습이었다. 그 손길과 말투에는 선함과 자애로움이 깃들어 있었고 간호사의 자부심과 프로페셔널함도 묻어있었다. 전쟁터에서 부상 당한 장병들을 돌보던 나이팅게일이 이런 모습이었을까? 행복한 미소를 지어내며 혼수상태의 환자와 함께하는 그 시간에 나는 처음으로 '존경'이라는 단어를 마음에 품었다.

이날 선생님과의 만남을 통해 먼저 환자의 손을 잡아주고, 환자의 이름 앞에 '우리'라는 단어를 붙이며, 환자의 의식의 여부와 상관없이 웃으며 인사하고, 기다려주고, 토닥여 주는 간호사의 모습을 배웠다. 지금 내 간호의 모습에서는 그날의 선생님의 모습이 묻어있다.

가끔 병원에서 선생님을 마주칠 때면 그때 그 장면이 재생된다. 그날 이후로 말 한마디 해본 적 없고 함께 일해본 적도 없지만, 내 마음 깊은 곳에 여전히 닮고 싶은 사람으로 자리하고 있다. 그리고 지금도 여전히 멋진 선생님은 지금은 내과계 중환자실의 수간호사가 되어있다. 나의 첫 롤 모델, 지금도 함께 병원에서 근무하고 있다는 것만으로도 행복하다.

이후 간호사로 일하면서는 6년간 몸담았던 병동의

선생님이 나의 두 번째 롤 모델이 되었다. 모든 일에 있어서 안정적이고 무엇보다 그 혜량의 넓이가 바다 같은 분이었다. 경력이 당시 책임간호사 바로 아래였음에도 불구하고 후배의 입장을 더 많이 돌아보는 선배였다.

후배에게 당연한 부당함을 강요하지 않았고, 오히려 후배들보다 한 발 더 뛰고 일 초 더 일하는 참된 선배의 모습을 보여줬다. 바쁘지 않은 날에는 병동에서 가장 막내 간호사의 업무도 마다치 않고 나서서 했고, 호출 벨이며 전화벨 한번을 후배에게 미루지 않는 모습으로 많은 후배의 닮고 싶은 간호사 1위에 자리하였다.

간호사들뿐만 아니라 환자들에게도 참된 간호사의 모습 그 자체였다. 어떤 민원이 들어와도 끝까지 다 들어주며 결국 민원인을 미안한 사람으로 만들어 사과를 받아냈고, 화가 나는 상황에서도 화로 대응하는 것이 아니라 공감과 이해로 해결하곤 했다.

이러한 모습을 보며 현명하고 지혜롭게 일하는 법에 대해서 많이 배웠다. 꼭 빼닮고 싶었던 나의 마음은 글씨체마저 선생님과 비슷하게 따라 했다.

학문적으로만 뛰어난 것의 수명은 결코 오래가지 못한다는 것을 안다. 일과 지식은 배우고 습득하면 늘어가기 마련인데 마음을 수양하는 일은 대단히 어려운 일이다. 마음은 배울 수도 습득할 수도 없어서, 그저 닮아가려고 따라 하는 방법밖에 없다. 그 모습을 내 마음에 가득 품으면 서서히 물들어 내게도 그 모습을 볼 수 있지 않을까?

내 모습에는 이처럼 내가 존경하는 선생님들의 모습이 가득하다. 귀감이 되는 것들을 하나도 빠짐없이 내 안에 담으려고 애쓴다. 그들의 마음 한 조각도 놓치지 않고 닮아내어 나도 환자들에게 따뜻하게 곁을 내어주는 따스한 간호사가 되고 싶다.

존경하는 선생님들의 지혜와 슬기를
그대로 내 안에 담아 닮아가고
누군가에게 다시 그 지혜를 흘려보내며
이렇게 참된 간호사가 되어간다.

라떼는 말이야 [36]

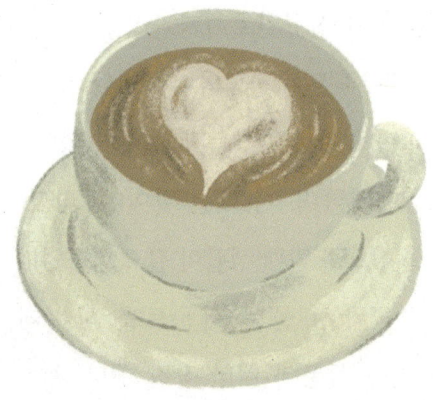

나는 동기 지연이와 2015년도 3월 첫 입사로 혈액 종양 내과 병동에 발령받고 막내로 무려 1년 8개월을 보냈다. 2016년 하반기까지 신규 간호사가 들어오지 않았던 것이다. 보통 간호사는 사직자가 많아서 순환율이 매우 빠른 편인데 우리 병동은 아주 힘들기로 악명높았음에도 불구하고 사직자가 없었다. 너무 바빠서 퇴사한다고 말할 틈이 없었던 걸까.

1년 8개월 동안 신규간호사가 들어오지 않은 역사는 지금까지도 전무후무할 정도의 기록이다. 또 그 시기에는 막내가 할 일이 얼마나 많았는지 셀 수도 없다. 요즘 신규 간호사들과 얘기하며 '나 때는 말이야~'라고 당당하게 말할 수 있을 정도로 막내 생활이 길고 힘들었다.

막내는 출근해서 물품 카운트를 하는데, 그때만 해도 세야 하는 물품이 어마 장장 했다. 휠체어, 카트, 산소탱크를 포함해서 병동의 온 소독 용품과 혈압계, 심지어 환자의 낙상 매트까지 카운트해야 했다. 카운트하는 시간만 30분이 훌쩍 넘을 정도였고, 나는 매일 물품을 확인하며 내가 경력자가 되면 반드시 세야 하는 물품을 줄이리라 다짐했었다. 실제로 나는 3년 차가 되던 해에 수 선생님께 물품 카운트 전격 개편을 건의했고 지금은 10분 내외로 모두 끝낼 수 있을 정도로 많이 줄어진 상태이다.

이렇게 험난했던 내 신규 간호사 시절도 선배들의 '나 때는 말이야'에선 고개를 들 수가 없다. 선배들의 이야기는 무려 머리에 캡을 쓰고 치마를 입고 근무하던 시절부터 시작한다. 간호사 한 명당 배정된 환자의 수가 20명이 넘어갔고 오버타임 (시간 외 근무)도 하루에 2시간씩은 기본이었다고 한다. 윗 선배의 말이 곧 법이었던 시절의 얘기를 듣다 보면 지금은 천국이 따로 없다. 그때의 악습이 반복되지 않고 점점 줄어들고 있는 것은 선배들의 부단한 노력이 있었기 때문이다.

후배들이 조금이나마 나은 환경에서 근무하도록 만들기 위해 우리의 선배들은 캡을 던져버렸고, 치마를 바지로 갈아입었으며 많은 간호법 제정과 처우 개선에 대해 힘썼다.

그 덕에 우리는 지금 그나마 나은 환경에서 일하고 있다. '나 때는'이라고 할만하다.

'나 때는'이라는 말은 지금 우리가 속한 곳이 끊임없이 발전하고 있는 곳이라는 증거이다. 발전이 없는 곳에서는 결코 '나 때는'이라는 말이 나올 수 없다. 이전에는 내가 이렇게 좋지 않은 것들을 겪었지만 지금은 이렇게나 좋아졌다는 표현이기 때문이다.

우리들이 속한 곳에서 '나 때는'이라는 말이 많이 사용되었으면 좋겠다. 먼저 발을 딛은 선배들이 더욱이 노력하고 조금 더 나은 환경을 만들어내어 자신 있게 후배들에게 '나 때는'이라고 말할 수 있기를 바란다.

앞으로 함께할 많은 후배 간호사들에게 자신 있게
'나 때는 말이야'라고 말할 수 있는 선배가 되길 바라며.

나 때는 말이야, 이렇게 고달프고 힘들었다.
그러니 이제는 좀 더 나은 환경을 만들어 줄게.
악순환과 부당함은 한 명만 겪어도 충분하잖아.

명품의 늪 [37]

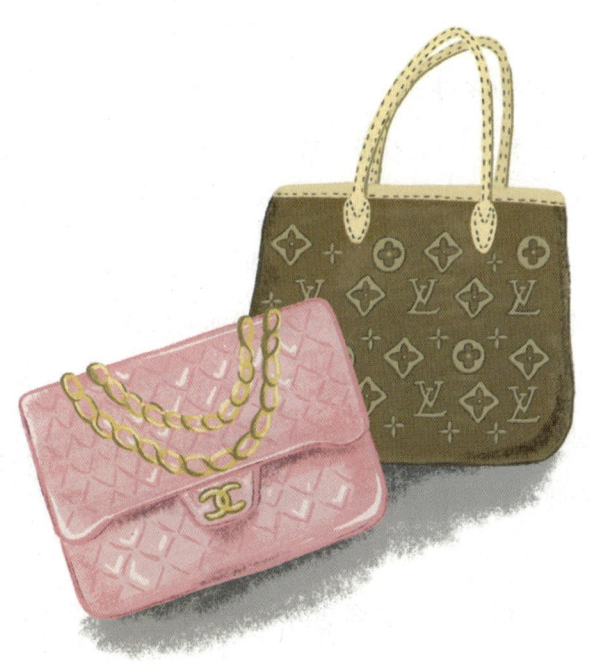

모두가 알다시피 간호사는 돈을 잘 번다. 20대 중반, 친구들 사이에서도 나는 연봉이 높은 편에 속했다. 물론 이보다 더 많이 버는 직업이 넘치지만, 평균적으로 봤을 때 고소득자에 합류된다. 원하는 것들을 충분히 사고 뽐내기에 부족하지는 않다. 그것이 문제였다. 여자라면 한 번쯤 빠져봤을 뽐내기의 최강자, 명품의 늪에 나도 결국 빠져버렸다.

병원 정문부터 사물함까지 올라가는 찰나를 위해 얼마나 많은 명품을 샀는지 모른다. 예쁜 것은 왜 이리도 많은지, 그리고 유독 힘들고 고된 근무를 끝낸 이후에는 명품에 대한 욕구가 더 치솟았다. 쉬는 날만 기다렸다가 백화점으로 달려갔고 신상 가방을 품에 안고 나오기를 반복했다. 그렇게 나의 선반에는 하나둘 명품이 채워지고 동시에 나의 통장 잔액은 하나둘 줄어들었다.

그러다 어느 날, 카페에 앉아서 커피를 마시다가 무심코 그 안에 앉아있는 이들의 가방을 둘러보는 나 자신을 발견했다. 나도 모르게 습관처럼 사람들의 겉모습을 훑는 버릇이 생긴 것이다. 창문에 비친 내 모습을 보니 허영심만 가득한 초라한 사람 같아 보였다. 남의 것과 비교하며 더 좋은 것을 사기 위해 애썼던 나의 삶을 되돌아보니 정말 부질없다는 생각이 들었다. 나는 그동안 명품을 들면서 자존심은 얻었을지언정 자존감은 잃어가고 있었던 건 아닐까.

그 후, 한동안 명품을 사지 않았지만, 나의 삶은 더욱 값지고 윤택해졌다. 명품을 살 돈으로 내게 더 도움이 되는 것들에 쏟기 시작하니, 시선과 마음이 바뀌고 있음을 느꼈다. 방방곡곡으로 여행을 다니며 경험과 견문을 넓혔고, 온갖 종류의 책을 아끼지 않고 읽으며 마음의 깊이를 다졌다. 그깟 명품을 위해 이 좋은 것들을 포기했었다니, 한 달 치 월급을 털어 자랑스레 가방과 바꾸던 지난날의 내 모습이 무척이나 후회됐다.

물론 명품이 무조건 나쁘다는 것이 아니다. 형편에 맞게 소비해야 한다는 말이다. 명품을 사면서 포기해야 하는 것들이 있다면 내 형편에 대해 다시 돌아보아야 한다. 한낱 자존심을 채우기 위해 포기해야 하는 것들이 생각보다 대단히 소중한 것들일지도 모르기 때문이다. 더불어 자존심과 자존감은 절대 남의 열등감이나 부러움으로 채워서는 안 된다. 남의 것들로 채우다 보면 진짜 나를 잃어버리는 수가 있다.

앞으로는 명품 같은 사람이 되어 시장바구니를 들어도 있어 보이는 것이 아니라, 무엇을 들어도 마음이 부끄럽지 않은 사람이 되고 싶다. 내가 가진 것들을 남들과 비교하며 나를 깎아내리거나, 반대로 잘난 체하며 남의 부러운 마음을 모으며 살고 싶지는 않다. 누군가와 만날 때도 시선과 마음이 겉에 걸쳐진 것들이 아니라 그 안에 품어진 것들을 보며, 더 깊고 넉넉한 사람이 되기를 나 자신에게 바란다.

수박은 초록색일까 빨간색일까?
바나나는 노란색일까 하얀색일까?
상대방 손의 명품을 볼 것인가?
상대방 속의 성품을 볼 것인가?
나의 시선은 마음에 달려있다.

삼 교대의 연애 ³⁸

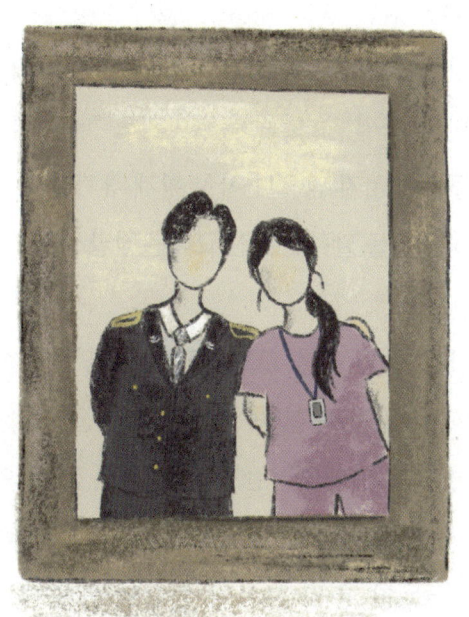

'삼 교대 하는 거 안 힘들어?'

간호사라면 한 번쯤은 들어봤을 질문이다. 말이라고, 당연히 힘들다. 생체리듬이 완벽히 깨지는 경험을 할 수 있다. 그래도 주5일 상근직보다 삼 교대가 좋은 것은 남들 쉴 때 일하고 남들 일할 때 쉴 수 있다는 것이다. 남들이 일할 때 핫플을 찾아가 기다리지 않고 패스하는 기분이란, 삼 교대만이 느낄 수 있는 특권이기도 하다. 휴가철도 다른 이들과 겹치지 않으니 자칭 황제 휴가를 누릴 수도 있다. 하지만 거듭 말하듯이 삼 교대는 정말 힘들다.

그중 가장 힘든 것을 고르라고 한다면 바로 연애다. 밤낮을 매번 바꾸는 삶을 살아가며 누군가를 만나서 사랑을 키우고 연애하기란 여간 어려운 일이 아닐 수 없다. 신규 간호사들이 어느 날 왠지 모르게 축 처져 있거나, 두눈이 퉁퉁 부어 출근한다면 열에 아홉은 애정전선의 이상이다. 나도 간호사를 하며 만났던 이들과 내 생활 패턴의 문제로 많이 싸우고 헤어지기도 했다.

삼 교대를 겪어내며 나 자신도 날마다 시간의 흐름이 낯선데, 옆에 있는 이가 익숙해질 리가 만무하다. 사랑하는 사람과 1분 1초도 떨어지기 싫어하는 연애 시기에 다들 하는 일반적인 데이트도 할 수 없고, 쉬는 날엔 만나자마자 병든 닭처럼 졸기 일쑤이니 누가 좋아하겠는가? 그러니 간호사라는 직업이 소개팅에서 '별로'인 직업일 수밖에 없다.

이렇듯 연인관계의 가장 주된 싸움의 이유는 연락과 만남의 부재이다. 그리고 피로이다. 처음엔 상대의 시간에 맞추기 위해 야간근무가 끝나자마자 단장 후 쉬지 않고 바로 주말 데이트를 한다거나, 아니면 야간근무 출근 전에 상대방의 퇴근 시간에 맞춰 짧게라도 보고 출근을 한다. 하지만 이것도 하루 이틀이지 날마다 이렇게 하다가는 간호사가 아니라 환자로 병원에 출근해야 할지도 모른다.

이렇게 연애에는 참 별로인 간호사를 그럼에도 사랑해주었으면 좋겠다. 이기적일 수도 있지만, 이해해주었으면 좋겠다. 누군가의 생명을 위해 치열하게 뛰고 땀 흘리는 우리의 노력을 사랑으로 조금 더 감싸주었으면 좋겠다. 누군가는 우리가 노력한 1분으로 하루를 더 얻을지도 모른다. 그러니 생명의 불꽃을 날마다 부채질해서 살려내는 우리의 시간들을 아껴주고 소중히 여겨줬으면 참 좋겠다.

모두네의 일들이 다 힘들겠지만, 그럼에도 불구하고 생명을 감당하는 일은 대단히 위대하고 그만큼 피로하다. 그 무게가 얼마나 무거운지, 그 책임감이 얼마나 우릴 짓누르는지 모른다. 간호사들이 화장실 한번을 제대로 못 가고 일할 수밖에 없는 이유는 시간이 없어서가 아니라 그 찰나의 순간에 혹시나 환자의 생명을 놓칠까 봐서이다. 그러니 간호사를 옆에 둔 연인들에게 조금 더 넓은 마음으로 기다려주기를 부탁한다.

지금 내 옆에 잠들어있는 나의 남편은 연애 시절 데이트할 때마다 차에서 잠드는 나를 보며, 맨날 잔다고 툴툴거리지 않고 자더라도 함께 있음에 감사해주었다. 일하며 연락을 못 할 때도 서운해하지 않고 누군가를 살리고 있을 거로 생각해주었다. 생명을 위해 일하고 있는 나를 늘 자랑스럽게 생각하며 가치 있는 일로 여겨주었다. 그래서 그는 내 남편이 되었고 나는 남편 덕에 더 좋은 간호사가 되어가고 있다. 간호사의 연인은 이런 마음과 이런 해석이 필요하다.

하지만 그들은 주로 실망하거나 서운할 준비가 되어 있는 경우가 많다. 실망하고 서운할 일들을 조금 더 넓은 시야로 바라본다면, 누군가에겐 감사로, 누군가에겐 생명으로 보여질 것이다.

간호사 연인의 이해와 배려는
다른 이의 생명에 한 스푼 도움이 될 것이다.

스트레스 한 컵 [39]

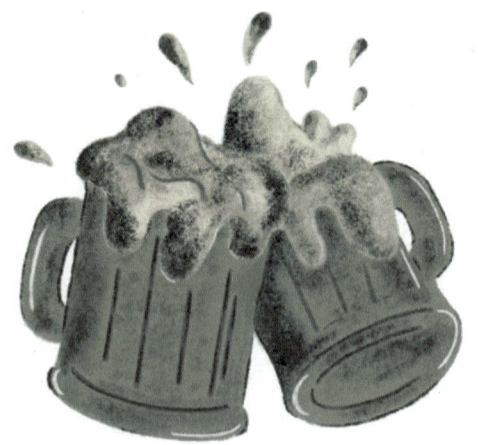

많은 이들은 전혀 동의 하지 않겠지만, 나는 스트레스에 대단히 취약한 사람이다. 이전에 항공사의 인턴으로 일할 땐, 스트레스로 인해 살이 빠지다 못해 어느 날부터는 머리카락이 한 움큼씩 빠지기 시작했다.

　평생을 숱이 많아서 파마 한 번을 쉽게 하지 못했던 나로서는 가히 충격적인 일이 아닐 수 없었다. '이건 거의 드라마에서 백혈병 걸린 여주인공 수준인데?'라는 생각이 들 무렵, 내 두피 위로는 500원짜리 두 개와 50원짜리 3개가 생겼다.

　'스물두 살에 원형탈모라니, 내가 골룸이 되는 건가?'

　스트레스는 나의 발목이 아닌 머리채를 잡고 세차게 흔들었고, 탈모로 인해 나의 자존감은 밑바닥까지 곤두박질쳤다. 내 값어치가 꼭 1,150원이 된 것만 같았다.

　피부과를 드나들며 스테로이드 치료와 냉동치료를 받았지만 좀처럼 좋아지지 않았던 내 머리는 신기하게도 승무원을 그만두며 새 생명을 얻기 시작했다. 스트레스로 인한 병에 가장 좋은 약은 역시 스트레스 원을 해소하는 것이다. 머릿속에 손가락을 넣어 나의 소갈머리를 만지면 매끈하니 잘 까놓은 삶은 달걀의 겉면 같았다.

그러다 어느 날부터 그곳에 보드라운 솜털이 자라나기 시작하더니, 얼마 후 한 가닥이 빠졌던 자리에 두 가닥이 났을 거란 확신이 들 정도로 이전보다 숱이 풍성해졌다.

많은 이들이 날 보면서 지금은 스트레스를 안 받으며 근무하고 있다고 생각하지만, 애석하게도 나는 날마다 스트레스가 한가득이다. 처음엔 집에 오는 버스 안에서 혼자 끅끅거리며 울어도 보고, 베개에 얼굴을 파묻고 소리도 질러도 보고, 진탕 술도 마셔봤지만 다 헛소용이었다. 스트레스를 빼내려고 애쓰는 많은 노력들이 나를 더 깊은 스트레스 속으로 인도했다.

스트레스라는 것을 내 안에서 빼내기 힘들다는 것을 깨닫고는 스트레스를 먹어버려야겠다고 다짐했다.

지금은 근무 후 병원을 나오면서 내 잔의 목전에서 찰랑거리는 스트레스 한 컵을 시원하게 원샷 한다.

단 한 방울도 남기지 않고 탈탈 털어낸다.

"카- 오늘도 잘 살았다."라고 외치며 말이다. 이 방법은 생각보다 굉장히 효과적이었다. 모두 먹어버리고 나니 더 이상 스트레스는 날 따라오지 않았다. 버스에서도, 집에 와서도 병원에서 겪은 스트레스가 생각나지 않았다.

구태여 병원에서 받은 스트레스를 내 삶으로 가져와 내 삶을 어둡게 할 필요가 없다. 하루는 24시간이고 나는 그중 8시간 동안만 병원에서 근무하는 간호사일 뿐이다. 남아있는 나의 삶의 비중이 더 크고 그만큼 귀하다. 그러니 병원 밖을 나서는 순간부터는 간호사 송상아가 아닌 인간 송상아의 삶을 멋지게 살아가야 한다.

나는 쉬는 날이면 맑은 것들을 찾는 일에 몰두한다. 따사로운 햇살, 살랑이는 봄바람, 파아란 하늘에 동동 떠다니는 구름을 찾아내어 비어있는 내 잔을 맑은 것들로 가득 채운다. 그리고 병원 밖에서는 병원 이야기를 거의 하지 않는다. 그곳에서의 스트레스뿐 아니라 행복했던 순간들일지라도 친구들과 대화의 주제로 병원을 선택하지는 않는다. 병원에 내 삶을 매이지 않게 하려는 하나의 노력이다. 병원 안에서 간호사로 느끼는 행복과 슬픔이 나의 삶에서 여전히 기쁨과 슬픔으로 연장되어서는 안 된다고 생각하기 때문이다. 퇴근 후에는 병원과 나를 철저하게 독립시켜야 한다.

나의 직업, 나의 환자들, 간호사의 자부심 등 많은 것들이 내 인생에 큰 비중을 차지할 만큼 중요하지만 가장 중요한 것은 내 인생 그 자체이다. 어떠한 것도 내 인생보다 귀하지 않고 나의 가치보다 값지지 않다.

내가 품은 것들이 나를 침범한다면 더는 나의 것이 아님을 알아채자. 그것이 비록 내가 사랑하는 것일지라도 나를 잠식하게 두지 않도록 하자.

나는 간호사로 환자와 보내는 시간 들이 감사하고 자랑스럽다. 하지만 이것이 내 삶 전부를 채워줄 수는 없다. 나의 전업은 '삶'이다. 간호사라는 직업은 나의 전업을 윤택하게 하기 위한 '부업'일 뿐, 부업에 얽매여 전업을 대충 사는 어리석은 짓은 하지 않기를.

오늘 받은 스트레스를 잔에 가득 채우고
다 함께 건배를 올리자.
한 방울도 남기지 말고 탈탈 털어내자.
우리의 전업을 위하여, 건배!

어떤 간호사가 될까?[40]

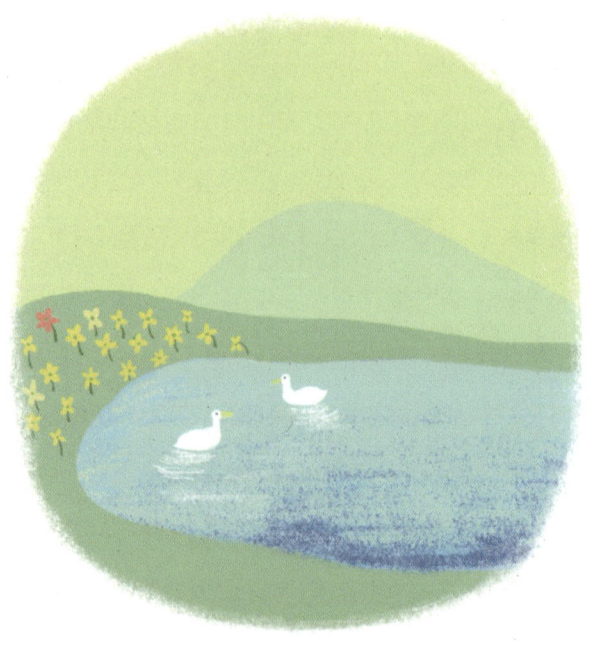

2015년 3월 9일 첫 출근길 지하철 안, 나는 흔들리는 지하철 수많은 인파 속에서 SNS에 이렇게 기록했다.

'나는 어떤 간호사가 될까?'

첫 직업을 접고 다시 선택한 나의 직업 간호사. 이날을 위해 얼마나 많은 시간들을 노력하고 애를 태웠는지 모른다. 나는 앞으로 이 질문의 답을 내어내기 위해 걸어갈 것이고, 내 발이 디딘 모든 길이 답이 될 것이다. 그리고 비로소 간호사로 마지막 출근하는 날이 되어서야 이 질문의 답이 완성되겠지.

그동안 간호사를 하며 다양한 인터뷰를 진행할 때마다 어떤 선배, 어떤 간호사가 되고 싶냐는 질문이 빠진 적이 없었다. 이 질문에 대한 나의 답변은 아이러니하게도 매번 바뀌었다.

신규 간호사일 때 나는 '사랑스러운 간호사'가 되고 싶다고 했었다. 환자를 사랑하고 환자들에게 사랑받아 그 사랑을 베푸는 사랑스러운 간호사, 그것이 내가 처음 바랐던 간호사의 모습이었다. 사실 이 시기에는 할 줄 아는 업무가 없었으니 일단 인간적인 간호사가 더 되기 쉽다고 생각했을지도 모른다.

일이 손에 익어갈 2~4년 차에는 '똑똑한 간호사'가 되고 싶다고 대답했다. 제법 환자를 다루는 것도 능숙해지고 어느 정도 환자와의 의사소통의 방법을 익힌 후에는 전문적인 간호사의 모습이 크게 그려질 시기였을 것이다. 그리고 이 시기가 궁금한 것도 많고 공부도 가장 많이 했던 시기였다.

5년 차를 넘어서면서부터는 '간호계의 이단아'가 되고 싶다고 했다. 사랑스럽고 일도 잘하는 간호사가 되고 나니 얼마나 자신만만했을까. 정해진 모든 규칙이 나를 옭아 매는듯한 기분이 들었고 간호사 조직문화의 부조리한 것들이 얼마나 눈에 거슬리던지, 보는 족족 싸워 이기고 싶었고 뜯어고치고 싶다고 생각했다. 이때의 내 모습을 생각하면 꽤 당차고 낭창스러워서 소위 말하는 '쌈닭'이 따로 없었다.

대부분의 간호사가 이러한 시기를 겪어가고 때마다 비슷한 생각을 할 것이다. 중요한 것은 내가 어떤 간호사가 될지, 그리고 어떤 간호사가 되어 가고 있는지 계속해서 나 자신에게 질문해야 한다는 것이다. 그래야만 현재 내가 어디쯤 와 있는지, 앞으로의 방향을 어떻게 잡을지 알 수 있다. 때마다 다양한 대답을 내놓았음에도 내겐 항상 변치 않는 나만의 신념이 있다.

나는 선배라고 해서 근무시간을 조금 쉬이 쓴다거나 후배라고 해서 더 벌벌 땀을 흘리며 일하는 게 싫다. 선배라고 해서 모르는 걸 아는 척하는 것도 싫고, 후배라고 해서 아는 것을 모르는 척하는 것은 더 싫다. 선배라고 해서 실수한 것을 눈감는 것이 싫고, 후배라고 해서 작은 실수에도 대역죄인이 되는 것은 더더욱 싫다.

내가 여전히 시간을 쪼개어 공부하는 이유는 공부하는 후배들의 질문에 답을 주기 위해서다. 가끔 후배들이 내가 모르는 것들을 질문할 땐 부끄럽기도 하지만, 함께 답을 찾아가며 오히려 나의 견문을 넓혀주는 후배들에게 고마운 마음이 더 크다. 공부하는 후배들이 때때로 나의 등에 한줄기 식은땀을 흐르게 만들지라도 내게 던져지는 그 자극을 무시하고 싶지 않다. 내게 자극을 주는 후배들이 좋고, 나는 언제나 자극을 받아들이는 선배가 되고 싶다. 그리고 나도 선배들에게 자극이 되는 후배가 되고 싶다. 계속해서 이러한 선순환이 이루어지면 더 전문적인 집단이 될 것이라고 믿어 의심치 않는다. 이것이 내 신념이다.

그럼 이제 8년 차가 된 나는 어떤 간호사가 되었을까?

이젠 사실 어떤 것에도 크게 동요하지 않게 되었다. 이전엔 조금만 거슬리는 일에도 불같이 화르르했다면 지금은 화가 나는 일에도 그냥 한번 웃고 넘겨버린다. 연차가 쌓이며 흘려보내는 법을 배우는 것 같다.

좋은 것이든, 나쁜 것이든, 기쁜 것이든, 슬픈 것이든 마음에 크게 담아두지 않고 이내 흐르게 두는 법을 터득했다. 나는 무엇이든 내 안에 품고 놓아주는 것이 참 힘들었는데 이제는 뭐든 제법 잘 보내준다. 많은 것들을 흘려보내다 보면 그중 내가 품어야 할 것들이 더 또렷이 잘 보인다.

지금까지의 내 모습을 떠올리면 마치 잠도 자지 않고 파도를 쳐내는 바다 같다. 바람이 이는 대로 쉬지도 않고 파도를 밀어내며 얼마나 피곤했을지, 생각만으로도 진이 빠진다. 지금 내 모습은 여유와 함께 잔잔하고 평안해졌다. 파도가 잦아들고 잠잠해지며 나는 이제 호수와 같은 사람이 되어 가고 있음을 느낀다. 잔잔한, 덕분에 많은 풍경들을 반영으로 품어내는 호수가 되어 많은 환자들과 동료들을 품고 나의 깊이로 그들에게 안정감을 주는 간호사가 되고 싶다.

간호사로 살아가는 모든 걸음들이 질문에 답해주길 바라며, 이제 막 간호사의 걸음을 떼는 신규 선생님들에게 질문하고 싶다.

'당신은 어떤 간호사가 될 건가요?'

오늘도 현장에서 땀을 흘리고 있는 현직 선생님들에게 질문하고 싶다.

'당신은 어떤 간호사인가요?'

아들 둘, 딸 하나[41]

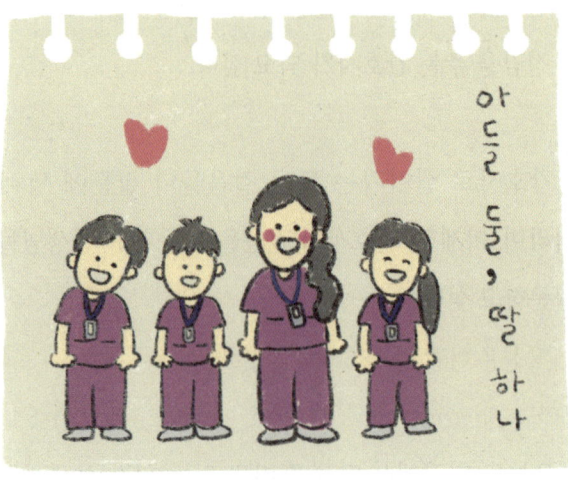

병원에는 트레이닝이라는 훈련기간이 존재한다. 흔히 밖에서 말하는 사수와 부사수의 관계인데, 경력간호사 한 명이 신규 간호사 한 명을 약 두 달간 옆에 붙어서 전담마크 하는 기간이다. 이 관계를 병원에서는 엄마와 딸이라고 부른다. 나도 신규 간호사로 입사하고 우리 병동에서 가장 예쁘고 일 잘하는 선생님에게 트레이닝을 받았었고, 트레이닝이 끝난 후에는 함께 근무하고 있다는 것만으로도 든든함을 느꼈었다. 이처럼 엄마와 딸의 관계는 두 달로 끝나는 것이 아니라 이후에도 끈끈하게 서로 도움을 주는 관계로 남게 된다.

경력이 쌓이며 내게도 첫 트레이닝 임무가 내려졌다. 역시 파란만장한 나의 인생답게 첫 트레이닝부터 남자 간호사를 맡게 되었다. 병동에는 남자 간호사가 매우 드물기 때문에 걱정 반 설렘 반으로 트레이닝을 시작했다. 그러나 걱정은 기우라는 듯이 첫아들은 남자 간호사의 편견을 깨뜨리고 굉장히 빠르게 적응하며 성장하는 모습을 보여줬다. 모두가 칭찬이 일색일 때마다 마음 깊이 뿌듯함을 느꼈다.

하지만 어떻게 처음부터 모든 것을 잘하겠는가. 별로 어렵지 않다고 생각한 것들을 여러 번 실수할 때면 나는 정수리에서 뚜껑이 열리려고 하는 것을 붙들고 있기 바빴다. 그때 깨달았다. 트레이닝은 신규 간호사가 배우는 것이 아니라, 인내심을 기르고 화를 다스리는 나의 훈련임을…

대망의 트레이닝 마지막 날, 끝까지 화려하게 바쁜 하루를 보내고 나온 퇴근길에 쭈뼛거리며 아들은 내게 편지와 선물을 건넸다. 정갈한 글씨체로 그간의 시간에 감사를 전하며, 간호사로서뿐만 아니라 인생에서도 큰 가르침을 받은 시간이었다고 쓰여있었다. 그리고 끝자락엔 이렇게 적혀있었다.

'선생님을 만난 건 너무 큰 행운이었어요.
그동안의 귀중한 시간과 가르침에 진심으로 감사드리며.'

집에 돌아오는 퇴근길에 나는 그 편지를 다시 읽고 또다시 되뇌이며 한참을 울었다. 처음 사회에 내디딘 걸음이 얼마나 두려웠을지, 홀로 남자인 이곳에서 얼마나 외로웠을지를 이제야 돌아보며 더 감싸주지 못했음에 후회스러운 마음이 들었다. 그럼에도 불구하고 모든 기간을 끝내 이겨내고 멋지게 독립해준 아들이 대견스럽고, 그 시간을 귀중하다고 말해주어 고마웠다. 그가 좋은 선생님을 만난 것이 아니라 좋은 제자를 만난 덕에 내가 한치 더 성장하였으니, 행운아는 바로 나다.

두 번째 트레이닝은 나와 꼭 닮은 딸을 만났다. 어찌나 예쁘고 야무진지 꼭 신규 때의 내 모습을 보는 것 같았다. 늘 생글생글 웃으며 즐겁게 일하고, 환자들에게도 살갑게 대하는 모습이 천상 간호사이다. 트레이닝이 끝난 후에는 엄마와 딸이 아닌 친구가 된 기분이 들었다. 몸이 아플 땐 먼저 걱정해주고 신경 써주며, 내 감정까지 들여다 봐주는 친구가 생겼다. 역시 딸이 최고라는 말이 괜히 있는 게 아니다.

이후에는 나는 남자 간호사를 전담 마크하는 간호사가 되었다. 지금도 남자 간호사를 트레이닝 중이다. 조금 느리지만 동그란 눈이 귀엽고 꼼꼼하고 싹싹한 셋째이다. 세 명의 아이들 중 가장 많이 혼나고 있지만, 그래서 가장 마음이 쓰이는 아들이다. 첫 한 달 동안은 눈만 껌뻑이며 꿔다놓은 보릿자루처럼 서 있더니 이제는 제법 일을 찾아서 하기 시작했다. 첫발을 뗄 때까지 제법 느리더니 걷는 법을 알고 난 후에는 뛰어다니기 시작하는 모습을 보며 속으로 얼마나 쾌재를 불렀는지 모른다. 아마 나중엔 형님들을 위협하는 막내가 될 것 같다.

고슴도치도 제 새끼는 함함한다는 말이 딱 여기서 쓰인다. 아이들이 잘하고 못하고를 떠나서, 내 품 안에 들어왔다는 것만으로도 얼마나 사랑스러운지 모른다. 순간마다 시선을 뗄 수가 없고 하는 것들이 하나둘 늘어갈 때마다 상상을 초월하는 뿌듯함을 느낀다. 이 맛에 애를 키우나 보다. 내 아이들뿐 아니라 나는 신규 간호사들이 참 좋다. 어린 나이에 이 세렝게티 같은 초원에 뛰어들어 땀 흘리며 애쓰는 모습을 보면 예쁘다는 말이 절로 나온다.

왜 어르신들이 젊은이들을 보고 아무것도 안 해도 연신 예쁘다고 하는지 알 것만 같다.

아들 둘에 딸 하나를 키우며, 트레이닝이란 업무를 수행하기 위한 일도 물론 가르쳐야 하지만 가장 중요한 것은 이곳에 적응하도록 도와주는 일이라는 것을 깨달았다. 곁을 내어주고 든든한 버팀목이 되어주는 것이 트레이너의 가장 큰 역할이 아닐까? 걸음마를 막 뗀 아이의 앞에서 넘어지면 붙잡을 수 있도록 손을 내어주고 기다리는 것이 내가 생각하는 이상적인 트레이너의 모습이다.

병원에 처음 입사하는 신규 간호사는 마치 이제 막 걸음마를 시작하는 돌 베기 아이와 같다. 생각해보면 아이가 걸음마를 배울 땐 저마다 걷는 시기가 다 다르다.

우리는 돌 때쯤 걸음마를 뗀다고 생각하지만, 어떤 아이는 조금 이르게 걸을 수도 있고, 어떤 아이는 예상하는 시기에 걸을 수도 있으며, 혹 어떤 아이는 조금 늦게 걸을 수도 있다. 확실한 건 시기가 늦든 빠르든 언젠간 걷고 뛴다는 것이다. 심지어 조금 늦어서 걱정되었던 아이가 걸을 때는 더욱 기쁜 마음을 가져다주기도 한다. 이때엔 늦는다고 억지로 아이를 일으켜 세우지 말고, 여유로이 그 걸음을 기다려줄 줄 알아야 한다.

또한 신규 간호사들도 더디다고 초조해하지 말고 조금 느리다고 자기 자신을 질책하지 않았으면 좋겠다. 특히 같이 입사한 동기들과 비교하는 일은 절대 하지 않아야 한다. 저마다의 시기가 다르며 보폭도 다르다는 것을 받아들이자. 앞서 걷는 이가 손 내밀어 잡아주고 뒤에서 걷는 이가 밀어주다 보면 언젠간 같이 걷는 날이 올 것이다. 생명의 파수꾼이 되기를 자처한 신규 간호사들이 부디 고된 시간을 잘 견뎌내고, 멋진 간호사로 훨훨 날아다니기를 바란다.

溫故而知新 可以爲師矣 [온고이지신 가이위사의]
옛것을 익혀 새것을 알게 되니 스승은 할 만하다.
스승이란 제자를 통해 다시 깨닫는 존재다.

- 정약용의 논어 해석 '다산의 마지막 질문' 中

의사와 간호사는 쌈 아니면 썸[42]

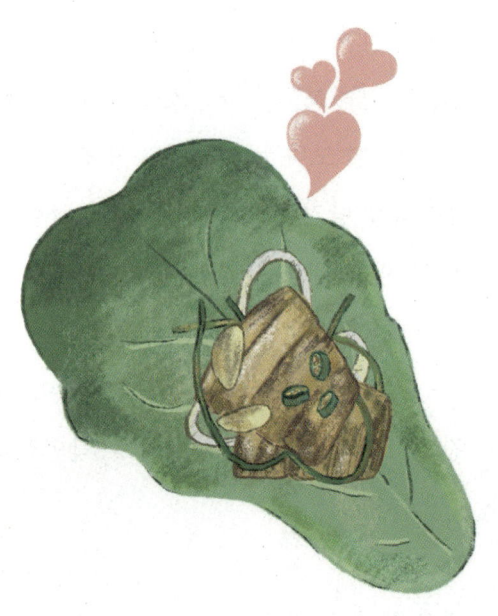

신규 때 수많은 역경 중 제일을 하나를 고르라고 하면 바로 '전공의에게 보고하기'이다. 그 중 '성깔 더러운 전공의에게 보고하기'는 정말 고난 중의 고난이 아닐 수 없다. 언제나 착하고 친절한 의사도 있지만, 때로는 너무 많은 환자와 근무시간에 지쳐 신경질적이거나 예민한 의사들도 있다. 그런 예민한 상태에 환자 파악도 제대로 하지 않고 말도 안 되는 보고를 하는 것을 우린 은어로 '뻘 노티'라고 하는데, '뻘 노티'는 전공의의 극에 달한 분노 게이지의 방아쇠를 당기는 것과 다름없다. 사실 내가 지금까지도 공부에 매진하는 이유는 '뻘 노티'를 하지 않기 위해서이기도 하다.

쓸모없는 보고를 하는 순간 나는 환자 파악이 안 된 쓸모없는 간호사이자 무능한 간호사로 낙인찍히기 때문이다.

나의 첫 싸움은 갓 환자를 보기 시작했던 신규시절 야간근무 때였다. 출근했을 때부터 좋지 않던 환자의 혈압이 새벽 1시부터 뚝뚝 떨어지기 시작하더니 어느새 지켜볼 수 없을 정도만큼의 수치까지 떨어졌고 바로 당직의에게 전화를 걸었다.

'따르릉- 따르릉--'
아무리 걸어도 그저 수화음만 되돌아오기를 여러 차례, 다섯 번쯤을 다시 누른 재다이얼에 자다 깬 전공의의 앓는 목소리가 되돌아왔다. 순간적으로 화가 올라온 나는 대뜸 "선생님, 환자 안 좋은데 전화를 왜 이렇게 안 받아요? 지금 몇 번을 전화했는지 알아요?"라고 신경질적으로 말했다. 자다가 일어나 소박맞은 전공의는 환자가 안 좋다는 얘기는 건너뛴 채 내게 몇 년 차냐며 있는 대로 성질을 냈고, 나는 당신이랑 같은 1년 차라고 대답하며 안 내려오면 교수님한테 전화할 거라고 으름장을 놓고는 확 끊어버렸다.

전화를 끊고 난 뒤 가만히 생각해보니 자다가 일어난 전공의는 나의 전화가 처음인지 다섯 번째인지도 몰랐을 것이고 환자가 안 좋은 걸 알면서도 자고 있지는 않았을 텐데, 그렇게까지 뾰족하게 말했어야 했나 라는 반성이 들었다. 이후 전공의는 내려와 상황의 심각함을 보더니 내게 먼저 사과를 건넸고, 이어서 나도 사과를 전하며 이후 우리는 둘도 없는 친구가 되었다. '환자를 위해서'라는 이유가 있다 보니 적에서 아군으로 바뀌는 건 어렵지 않다.

그날 밤에는 어떻게 당직을 서면서 이렇게까지 전화를 안 받을 수 있냐는 생각을 했지만, 지금은 당직을 서주는 것만으로도 감사할 지경이다. 보통 전공의들은 오전 7시에 출근해서 근무를 시작하고 오후 6시에 정규 업무를 마친다. 그날 당직인 전공의는 쉴 틈도 없이 오후 6시부터 당직을 시작해서 그다음 날 오전 7시에 마친다.

그럼 상식적으로 퇴근을 해야 하는데 다시 오전 7시부터 본 업무인 전공의 업무를 시작해야 한다. 24시간이 아니라 35시간을 꼬박 근무해야 하는 이 말도 안 되는 근무가 지금도 병원 내에서 이뤄지고 있다. 그러니 지금은 당직 때 몇 번을 다시 전화를 걸지라도 받아주는 것만으로도 감사한 마음이다.

청춘남녀가 매일같이 이렇게 지지고 볶다 보면 없는

정도 생기기 마련, 생각보다 병원 내엔 많은 간호사와 의사가 썸으로 연결되어있다. 나도 한참을 실랑이하던 전공의와 싸우며 정이 들었었다. 고운 정보다 미운 정이 무섭다더니, 열 번쯤 투닥거리던 와중에 갑자기 밖에서 밥을 한 끼 하자며 우리의 썸이 시작되었다.

꽤 냉담하고 불친절하기로 소문나있던 전공의였지만 밖에서 만난 모습은 사뭇 달랐다. 병원에서 볼 수 없던 배려와 따뜻함을 가진 것을 보고, 사람이 문제가 아니라 병원이 문제라는 것을 느꼈다. 사람의 생명을 위해 선택한 사람들인데, 원래부터 악한 사람이 얼마나 되겠는가. 이처럼 병원의 고단함은 착한 사람도 악하게 만드는 재주가 있다.

모두가 꺼리는 전공의에게 편하게 보고하는 것은 꼭 나만이 가진 특권 같은 기분이 들었다. 전화로 보고하지 않고 개인 메시지로 보내는 것도 소소한 재미를 가져다주었다. 그가 당직이고 내가 야간 근무일 때마다 병동 밖으로 나가는 일은 무조건 내가 하겠다고 손을 들었다. 지하에 있는 약국에 약을 타러 가는 일도 다른 병동에 물건을 전해주는 일도 모두 내 몫이었다. 가는 길에 짧게나마 얼굴을 볼 수 있기 때문이다. 병원 안에서의 짧은 만남은 겪어보지 못한 스릴과 설렘을 줬다. 이 큰 병원에 나와 그만이 아는 비밀을 나누는 기분이 들어 재미를 배가시켰다.

이렇게 많은 순간의 썸이 오갔으나 우리는 결국 인연이 되지는 못했다. 재미로는 내 마음을 채울 수 없었기도 하거니와 아무리 생각해도 사내 연애에는 자신이 없었다. 더군다나 아직 1년도 안 된 신규 간호사인데 괜히 책잡히기는 싫은 마음이 더 컸기에 우린 친구가 될 것을 선택했다.

전공의들과 함께 일을 하다 보면 그들이 겪어내는 일들이 얼마나 고되고 힘든지 직접 겪어보지 않아도 알 수 있을 정도이다. 환자의 모든 상태에 대한 책임을 감내해야만 하는 것은 결코 쉬운 일이 아니다. 간호사와 의사 중 누가 더 힘들고 말고를 비교하면 안 된다. 우리는 하나의 목표를 위해 같이 달려가는 동료이기 때문이다.

그들이 힘들면 우리도 힘든 것이고, 우리가 힘들면 그들도 힘든 것이다.

우리는 서로가 없으면 안 되는 존재임을 깨닫고 서로 배려하고 존중해야 한다. 간호사는 의사의 처방 없이 수행할 수 없고, 의사는 간호사의 수행 없이는 어떠한 처방도 실행할 수 없다.

이처럼 서로 상부상조 하지 않으면 결국 피해를 보는 것은 우리가 아니라 환자임을 명심하자.

의사와 간호사는 쌈이든 썸이든 동료다.
우리의 목적은 오로지 환자의 안녕이며,
우리는 환자의 오른팔이고, 왼팔이다.

이어달리기 [43]

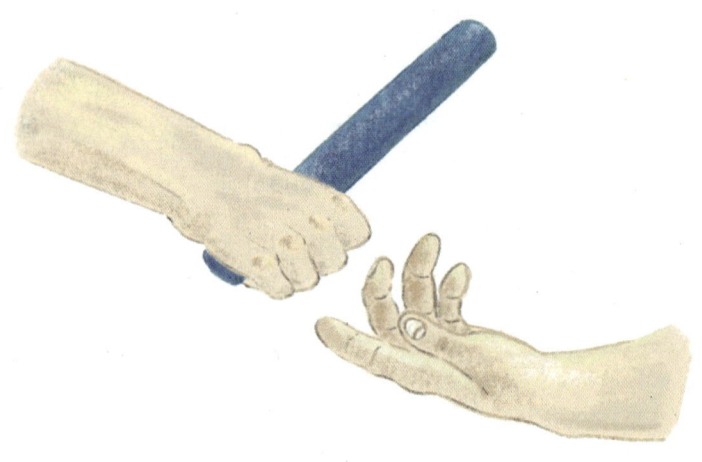

학창 시절 체육대회를 생각해보면 언제나 대미를 장식했던 계주, 즉 '이어달리기'가 가장 기억에 남는다.

초등학교 때 부터 고등학교 때 까지 매년 열리는 체육대회에서, 많은 종목들이 내 성장과 함께 바뀐 것 같은데, '이어달리기'라는 종목은 늘 건재했다. 초등학교 때는 키가 작고 날렵해서 몇 번 계주로 참여했던 것 같은데 어느샌가 달리기는 내게 그저 숨차게 만드는 종목이 되어버린 것이 좀 아쉬웠다. 한데 나는 지금 병원에서 이어달리기 주자로 뛰고 있는 중이다.

병원이란 곳은 참 웃기다. 언제 어떤 일이 일어날지 모르는 예측 불허의 환경에, 업무의 강도도 미리 예상하기가 어렵다. 어떤 날은 입원이 40명씩 들이닥쳐 문전성시를 이루는가 하면, 어떤 날엔 마수걸이도 못하는 날이 있다.

어떤 날은 나는 화장실 한번을 못 가면서 환자들 화장실은 수도 없이 데려다주다가 시간이 부족한가 하면, 어떤 날은 화장실을 여러 번 들락날락해도 시간이 가지 않을 정도로 한가한 날이 있다.

물론 8할 정도의 확률로 전자의 어떤 날이 더 많기는 하다. 게다가 병원은 끊임없는 연속선상 위에 놓여져 있다. 내 시간 안에, 내 손에서 끝나지 않고 '인계'라는 것을 하며 계속해서 진행되어가고 있는 시스템이다.

인계 타임은 다가오면 다가올수록 숨이 차며 실수하면 안 된다는 압박감을 주다가도, 끝내고 나면 '하-'라는 안도와 긴 호흡이 터져 나온다.

이러한 어떤 날들의 반복 속에서 나는 내가 하고 있는 일이 마치 '이어달리기' 같다고 생각했다. 체육대회가 열리는 날의 날씨도 알 수 없고, 그날의 나의 컨디션도 미지수이다. 뛰다가 내 앞사람이 넘어질 수도 있고, 내가 넘어질 수도 있는 이어달리기.

인계 타임에서 느끼는 기분도 이어달리기의 배턴터치 순간과 비슷하다. 배턴을 넘기기 직전까지 심장이 터질 듯 짜릿하다가, 배턴을 넘기고 나면 속이 시원한 것이 안도의 긴 숨이 쉬어지는 것도 일치한다.

트랙에서 이뤄지던 이어달리기를 그려보면, 주자들 저마다의 역량이 다 달랐다. 잘 뛰는 사람들은 조금 더 뒤로 나가 배턴을 일찍 받아주기도 하고, 에이스 주자들은 마지막 트랙인 한 바퀴 반을 돌아 내기도 한다. 우리네 일도 그렇다. 같은 두 개의 다리로 저마다 기록이 다르듯이 같은 학문을 배웠지만 저마다 업무를 하는 역량은 차이가 날 수밖에 없다. 조금 더 일이 익숙하고 숙련된 사람들이 좀 더 뒤로 나가 먼저 받아주고 조금 더 돌아주면 되는 것을, 인계를 주고받다 보면 선배건 후배건 마음이 상하는 순간들이 참 많다.

어떻게 하면 인계를 받으며 서로 상처를 덜 받을까 생각해봤다. 보통은 인계를 받고 나서 바로 환자 상태를 확인하는 첫 라운딩을 돌고 제대로 되지 않은 것들을 앞 주자에게 해결해 놓고 가라고 한다. 이때 트러블이 가장 많이 일어난다. 잘만 들어가고 있던 환자의 정맥주사가 그 찰나에 부어서 수액이 안 들어간다거나, 하루 종일 일언반구 없던 환자가 온종일 아팠다고 말하기도 한다. 당연히 그것을 확인한 다음 주자 간호사는 앞 주자가 못마땅할 수밖에 없다. 이에 나는 앞 주자 간호사가 퇴근하기 전까지 첫 라운딩을 가지 않기 시작했다.

전력으로 질주하느라 고생한 앞 주자의 퇴근길이라도 마음 편하게 보내주고, 그의 최선을 믿어 주기 위함이다.

내 시간이 되고, 배턴을 받은 순간부터는 온전히 내 몫이다. 이어달리기에서도 배턴을 받고 나서 앞 주자가 제대로 못 뛰었다고 다시 뛰고 오라고 하거나 나랑 같이 달리자고 할 수는 없지 않은가? 못 뛰었으면 내가 그만큼 더 빠르게 달리거나 아니면 다음 주자에게 조금 뒤로 나와 달라고 하는 편이 더 낫다. 이어달리기와 같은 우리의 일은 결국 팀워크이고, 팀워크가 성공하기 위해선 반드시 배려가 필요하다.

서로 배려하며 한발씩 양보하고 한발씩 더 나아가 주는 것이다. 학창 시절 뛰었던 이어달리기처럼 나는 여전히 이 릴레이가 숨이 차다. 그럼에도 불구하고 내가 달리는 이유는 숨이 찬 만큼 보람차다. 끝내고 운동장에 털썩 앉았을 때의 그 느낌, 깊은 호흡을 뱉으며 더움 속으로 들어오는 그 시원함 때문이다.

그리고 그 옆에는 함께 달린 나의 동료들이 있다.

내가 한 발짝 더 달리는 날이 있는가 하면
누군가가 나를 위해 한 발짝 더 달리는 날도 있을 것이다.
아무도 예상하지 못하는 이곳에서
늘 완벽할 수 있는 사람은 없다.

인간관계의 인과관계 44

인 과 관 계

'언제나 좋은 사람 없고, 언제나 싫은 사람 없다.'

인간관계에 있어서 늘 마음에 새기는 말이다. 8년을 이곳에 있어 보니, 정말 이 문장 그대로이다. 어제까지 적이었던 사람이 오늘의 아군이 되고 어제까지 친구였던 사람이 오늘 등을 돌리는 게 병원이다. 아무리 친한 사람도 함께 일을 하다 보면 어긋나기 마련이고, 때로는 본인의 역량과 상대방의 역량을 비교하며 자존심 싸움을 걸기도 한다. 그러니 다시 한번 명심하자. 언제나 좋은 사람 없고, 언제나 싫은 사람 없다.

인간관계에 있어서는 오직 나와 상대방의 1:1 관계만을 생각하는 것이 가장 좋다. 다른 이들과의 관계가 어떻든 내게 좋은 사람이면, 그 사람은 좋은 사람이다. 고등학교 시절 나의 친구와 싸우면 꼭 나랑 싸운 것과 다름없는 시절이 있었는데, 지금은 그와 다르다. 우리는 성인이고 사회적 경험치가 제법 쌓이지 않았는가? 누군가와 편 가르기를 하는 시절은 한참 전에 지났다.

가끔 누군가와 등을 돌리고 상대방에 대한 험담을 여기저기 늘어놓는 사람을 보면 참 한심하기 그지없다.

좋아서 붙어 다닐 때는 언제고, 인제 와서 사람이 참으로 간사하다. 나아가 본인이 친한 사람들마저 상대방과 어울리지 못하게 하는 행동들을 보면 조금은 안타깝기까지 하다. 어떠한 결핍이 저들을 저리 조악한 마음으로 만들었을까? 어떤 삶을 살아왔기에 다른 이들과 온전히 관계 맺는 법을 배우지 못한 것일까?

누군가와의 관계로 인해 다른 이들과의 관계를 해하는 일은 절대 금해야 한다. 이 모든 관계는 둥근 지구를 따라 부메랑처럼 내게 돌아옴을 알아야 한다.

많은 리서치들을 보면 간호사는 '인간관계'를 업무보다 더 힘들다고 대답한다. 신규 간호사들이 퇴사하는 이유 중 하나도 인간관계 때문이 많다. 제발 이렇게 의미 없는 관계들로 부디 힘들어하지 않았으면 좋겠다.

인간관계는 수학이 아니라서 내가 예상한 대로 답을 낼 수 없으며 답이 나오지도 않는다. 이런 답도없는 문제를 가지고서 나를 괴롭히는 일은 멈추자.

보통 인간관계의 틀어짐은 선후배 사이에서 많이 일어난다. 친해지는 것도, 등을 돌리는 것도 선후배

사이에서 가장 많다. 이 상황에서 칼자루를 쥐고 있는 것은 당연히 선배이다. 마음이 상한 선배들은 인사를 안 받기도 하며 인계상황에서 더욱 집요하게 질문하는 때도 있다. 친구인 줄 알았던 관계가 갑자기 선후배가 되는 순간, 그 관계는 틈이 생긴다. 친구는 밖에 나가서 만나도록 하자. 아무리 친한 친구도 같이 일하다 보면 틀어지기 마련이다. 그동안 후배들은 인간관계를 위해 포기해야 하는 것들이 너무 많았다. '우리도 그랬으니까'라는 말로 선배들은 후배들을 옥죄였고, 선배와의 관계가 틀어지기 싫은 후배들은 이것이 불합리하다는 것을 알면서도 받아들여야만 했다.

후배들에게 힘주어 말하건대,
공정한 것에서는 이기적이어야 한다.

아직까지도 간호사 조직내 문화가 수직적인 성향이 남아있기에 공정함에 있어서 선후배가 함께 경쟁하면 후배가 당연히 양보해야 하는 경우가 많다. 임신순번제,

대학원 순번제도 이런 상황에서 나온 말들이다.

이것들을 우리 세대에서 당연하게 받아들인다면 이 악순환은 절대로 끝나지 않을 것이다. 나는 이러한 말도 안 되는 문화가 치가 떨리도록 싫다. 임신에 어떻게 순서를 매길 수 있으며, 시기를 놓쳐서 나중에 임신이 어려워지면 그땐 누가 보상해주는가?

대학원도 마찬가지이다. 대학원 입시는 입학처에서 정해놓은 해당 경력만 채우면 모두에게 공정하다. 모두에게 공평하고 공정한 경쟁에서, 가고 싶은 선배가 대기 중이니 아예 원서도 넣지 못하게 하는 일들이 아직도 많은 병원 안에서 비일비재하게 일어나고 있다.

만약 선배가 그해에 대학원에 떨어진다면 후배는 언제까지 기다려야 하는가? 물론 병원의 여건상 근무 분배가 어려울 땐 본인과 충분히 상의할 수 있는 부분이라고 생각한다. 하지만 그것도 대학원에 합격하고 나서의 이야기이지 입시 전부터 원서를 못 쓰게 하는 것은 간호사 문화에 남아있는 부당한 부조리 중 하나가 분명하다.

모두의 삶에는 저마다의 적기가 다르다. 누군가에겐 이를 수도 있는 시간이 누군가에겐 늦을 수도 있는 것이다. 그러니 인생의 계획표에 있는 일들을 부당함에 미루지 않기를 바란다. 당당하게 공정한 이기주의자가 되자!

　간혹 선배들은 후배들의 양보가 당연한 의무인 줄 착각하는데, 양보를 가장한 부조리일 뿐임을 깨달아야 한다. 후배들도 이러한 상황 앞에서 인간관계를 먼저 생각하지 않았으면 좋겠다. 인간관계는 마음을 주고받는 일이지 손해의 대가로 얻는 것이 아니다.
　공정한 일에 양보가 어디 있으며 순서가 어디 있는가. 이것으로 후배를 손가락질하는 선배라면 그는 선배로 불릴 자격이 없다.

　후배들이 올라와 선배와 끊임없이 경쟁해주고, 선배들은 청출어람이라는 말을 기뻐하며 받아들이는 넉넉한 조직이 되었으면 좋겠다. 서로 공정하게 경쟁하고 경쟁이 끝나면 결과가 어떻든, 서로에게 손뼉을 쳐주고 마음껏 격려할 수 있는 문화가 되었으면 좋겠다.

이것이야말로 모두를 성장으로 이끄는 가장 완벽한 방법이 아닐까?

인간관계에는 인과가 없다.
내 마음대로 맺어지지 않으며
내 마음대로 끊어낼 수도 없다.
그러니 그냥 흐르는 대로 두자.
인간관계에서 가장 필요한 것은 '시간'이다.

출근의 이유 45

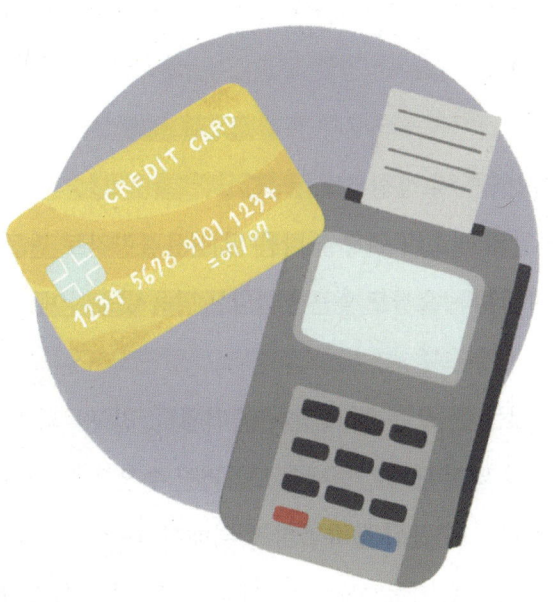

어쩌다 내가 8년을 여기 서 있었을까? 이제 막 실습을 나오기 시작하는 학생들은 내가 8년 차라고 하면 깜짝 놀란다. 2주의 실습 기간도 참 길게 느껴질 텐데, 같은 장소에서의 8년이 그들에게 얼마나 길게 느껴질까. 학생들의 다음 질문은 안 봐도 뻔하다. '어떻게 하면 그렇게 오래 버틸 수 있어요?'이다. 그때마다 나는 이렇게 대답한다.

"신용카드를 써. 꼭 할부로."

지난달의 과소비 여왕을 다음 달 신용불량자로 만들지 않기 위해 나는 오늘도 출근을 한다는 말을 덧붙이며.

처음에는 돈 쓰는 게 굉장히 즐거웠다. 친구들과 만날 때도 부담 없이 내가 한턱내며 으쓱거릴 수 있었고, 마음껏 쇼핑하고 나의 품위를 유지하기 위해서 출근을 했다. 내 방이 과욕으로 가득 차서 쇼핑에 지치고, 더는 물질적인 것이 나를 채워줄 수 없다고 느낄 때쯤 여행이 시작됐다. 3일 이상의 휴무가 스케줄에 띄워질 때마다 나는 비행기

티켓을 끊었다. 1년 동안 제주도에 열한 번을 다녀왔고, 코로나가 창궐하기 전까지 매년 두세 번의 해외여행을 꼭 다녔었다. 이렇게 여행도 다니고 쇼핑도 하려면 당연히 일해야 하지 않겠는가? 더군다나 벌이도 꽤 괜찮으니 간호사를 그만둘 이유가 없었다.

하지만 사실 이런 것들은 내 속마음을 들키지 않기 위한 허울 좋은 핑곗거리일 뿐이다. 조금은 쑥스럽고 낯간지러운 나의 진짜 이유, 내가 이 길을 포기할 수 없는 이유는 따로 있다.

지금까지 수많은 고비를 겪으면서도 오늘도 출근하는 이유는, 바로 너무나도 살고 싶어 하는 우리 환자들 때문이다. 저 끝에서 잡아당기는 죽음과 싸우며 하루하루에 희망을 가득 품고, 오로지 살기만을 위해 애쓰는 그들의 하루에 내가 함께 서 있을 수 있다는 것, 그것이 내게 가장 뜻깊고 감사한 일이기 때문이다. 그들과 생명의 줄다리기에 한팀이 된다는 것은 인간으로서 겪을 수 있는 가장 큰 축복이자 보람이 아닐 수 없다. 겪어보지 않은 사람은 진정 모를 것이다.

  길을 지나다가 의식을 잃은 사람을 살리는 경험을 해본 사람들은 한평생 그 일을 대단히 뿌듯하고 보람된 일로 기억할 것이다. 우리는 날마다 그런 일들을 겪으니, 삶 자체가 얼마나 값지고 감동적이겠는가. 그들의 생명선 위에 함께 있다는 것만으로도 별 볼 일 없는 나의 삶을 특별한 삶으로 만들어 준다. 이러한 삶을 살고 있다는 것은 어느 것과도 비할 수 없을 만큼 감사하고 소중한 일이다.

  어느 누구도 벌로 병을 얻지 않고, 어떠한 죄도 형벌로 죽음을 받지 않는다. 이렇게 이유도 없이 닥쳐온 죽음 앞에서 그들과 함께 삶의 이유를 찾으러 나는 오늘도 출근을 한다.

  환자들과 함께하는 시간들은
'그냥' 하루를 '특별'한 하루로 만들어 준다.
덕분에 나의 삶 전부가 특별해진다.

캔디 46

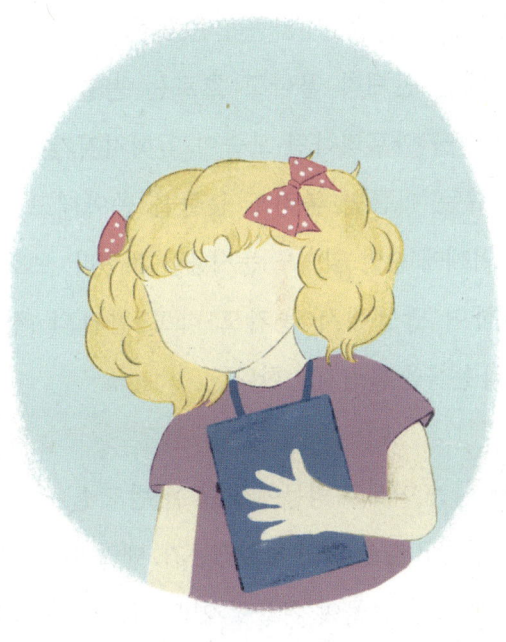

입사하기 전 다양한 간호사 커뮤니티나 블로그들을 통해 간호사는 눈물 마를 날이 없다는 것을 미리 배웠다. 실제로도 근무하며 많은 이들이 다양한 이유로 눈꼬리에 눈물을 매달고 일하는 날들을 수없이 보았다.

내 동기 지연이는 입사 후 며칠이 채 지나지 않은 날 병동 복도에 몰래 숨어서 닭똥 같은 눈물을 뚝뚝 흘렸고, 어느 선배는 인계가 끝나고 흐르는 눈물을 닦지도 못한 채 일을 마무리하던 모습이 잊혀지지가 않는다. 어떤 신규는 이름만 불러도 눈물을 쏟아내고, 어떤 신규는 어깨에 손만 얹어도 눈시울을 붉혔다. 보호자와 실랑이하며 답답해서 울기도 하고 환자의 폭언에 회의감의 눈물을 흘리기도 한다.

하지만 나는 여태껏 병동에서 단 한 번도 울지 않았다. 나라고 왜 울고 싶은 날이 없었겠는가, 매일 매일이 울고 싶었고 매 순간 눈물이 차올랐지만, 이 악물고 눈물을 삼켜야만 했다. 신규 때는 내 의도와 다르게 일어나는 결과들을 책임지며 순간마다 억울했고 매초마다 버거웠다. 결과로만 나의 과정이 판단될 때마다 자책했고 모든 이유들이 누군가에게는 변명과 핑계로 들려질 때마다 서러웠다. 그럼에도 불구하고 나는 절대 울지 않겠다고 되뇌이며 캔디 마냥 참고 또 참았다.

생각해보면 신규 간호사 때 가장 많은 눈물을 흘리는 이유는 '억울함'인 것 같다. 8시간 동안 나보다 열심히 한 사람이 없을 정도로 쉴새 없이 일했음에도 사소한 일들을 끝마치지 못해 8시간 내내 설렁설렁 일한 베짱이가 될 때, 얼마나 억울하고 서러운지. 많은 신규 간호사들이 그 순간의 감정을 참지 못하고 눈물을 흘렸을 것이다.

그럴 때마다 나는 더 이를 악물고 참아냈다. 가끔은 이를 하도 꽉 물어서 턱관절이 우두둑 소리를 내며 찡-한 느낌이 들 때도 있었지만, 어떻게 해서든 울지 않으려 했다. 왠지 한 번 울면 똑같은 일을 겪을 때마다 울어재낄 것만 같았기 때문이다.

이런 캔디 같은 나에게도 병원에서 마음 편히 울 수

있는 시간이 있다. 바로 내 환자가 임종하는 순간이다. 나와 오랜 시간 함께한 환자들의 임종을 내가 담당할 때면 나는 참지 않고 눈물을 쏟아낸다. 마지막 인사를 하며, 마지막 손을 잡으며, 마지막 처치를 하며 나는 그동안 참아냈던 많은 눈물들을 그제야 흘려보낸다.

 우는 것이 꼭 나쁜 것만은 아니다. 눈물은 꽤 좋은 방패가 될 때도 있다. 실제로 신규 간호사들에게 인계를 받다 보면 내가 뭘 잘못했다고 말하기도 전에 이미 눈물을 뚝뚝 흘리는 경우가 있다.
 그럴때면 차마 우는 이 앞에서 잘못을 말하기 조차 미안해서 입을 떼기가 어렵다. 값진 눈물로 얻어낸 퇴근이다. 아마 본인도 일을 제대로 하지 못한 것을 인지하고 인계를 넘기며 미안함과 죄책감에 울었을 것이다. 이럴 땐 차라리 참는 것보다 우는 게 나은 것도 같다. 참을 이유가 있는 것들에만 참으면 된다는 것을 깨닫는다. 비단 눈물만이 아니다. 말과 행동에서도 무조건 참아내는 것만이 능사는 아니다.

선배의 말이라고 해서 부당한 것들을 감내해야 할 필요도 없고, 부조리한 것들에 눈치 보며 동조하는척할 필요도 없다. 조금은 낭창하고 건방스러울 수 있지만, 정도를 지나치지 않는 선에서 말하고 행동하는 습관을 길러야 한다.

그것이 바로 세렝게티 야생 같은 이곳에서 나 자신을 지키는 방법이다. 누군가는 하극상이라고 부르고 손가락질할지라도 말이다.

외로워도 슬퍼도 나는 안 울어.
참고, 참고 또 참지
울긴 왜 울어.

행복한 간호사 47

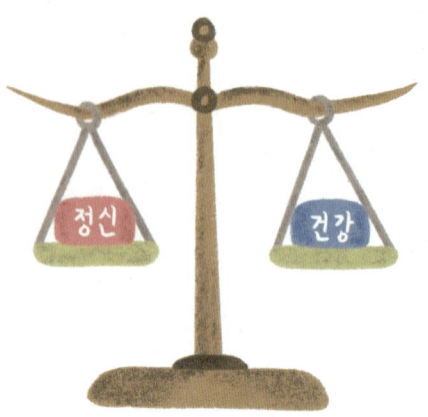

"간호사 하길 참 잘했다."

입버릇처럼 자주 하는 말, 아마 간호사를 하며 가장 많이 내뱉은 말일 것이다. 틈틈이 SNS에 병원 이야기를 적을 때면 항상 이 문장으로 마무리하곤 했다. 많은 인터뷰에서도 나는 늘 간호사 하기를 참 잘했다고 말하며 끝을 맺었다. 진정 그렇다. 간호사로 살아온 길을 되돌아보면 '행복'이란 단어가 가장 먼저 스친다. 나는 어떻게 이 고된 길을 걸으며 행복할 수 있었을까?

많은 사람이 직업을 본인의 대명사로 만드는 경우가 있는데, 직업은 그저 인생의 항목 중 하나일 뿐이다. 즉, 간호사라는 직업은 내 인생을 조금 더 윤택하게 만들기 위한 한 부분일뿐 그 이상이 될 수는 없다. 나는 간호사로 살아가고 있지만, 간호사가 내 인생을 대신할 수는 없다. 이 말은 병원에서 겪는 많은 일이 내 인생을 좌지우지하게 해서는 안 된다는 말이다. 기껏해야 8시간 정도 있는 병원에서의 시간이 나머지 16시간의 내 삶을 휘두르게 만드는 일은 정말 바보스러운 일이 아닐 수 없다. 오히려 하루의 더 큰 부분을 차지하는 16시간을 신나고 유쾌한 것들로 가득 채우면 8시간의 병원 생활도 자연스레 행복해질 수 있다.

직업을 수행하는 시간 외의 시간이 건강한 것은 굉장히 중요하다. 나의 일상은 병원이 아니라 병원 밖임을 늘 기억해야 한다. 직장 내에서 파생되는 스트레스가 나의 일상을 침범하지 못하도록 막아, 정서적 건강을 지키는 것이 바로 건강한 시간을 만드는 첫 번째 방법이다.

두 번째로는 몸이 건강해야 한다. 정신이 몸을 지배할 수 있다고 말하는 사람들은 고통의 실체를 제대로 보지 못한 것이다. 지금까지 많은 환자 곁에서 나는 그 고통을 옆에서 직접 겪었고, 정신은 절대 몸의 고통을 제어할 수 없다는 것을 알았다. 정신으로 불의의 사고를 막을 수 없듯 불현듯 찾아오는 몸속의 고통은 어떠한 정신력으로도 이겨낼 수 없다.

그러니 아픈 환자들을 돌보기 위해서는 내가 먼저 건강해야만 한다. 특히나 병원에서 근무하는 사람들은 본인의 안위에 비교적 관대한 편이라 더더욱이 강조할 수밖에 없다.

다른 이들보다 재빠르게 건강에 대해 살피고 때마다 건강검진도 필수이다.

매사에 나는 간호사라는 직업을, 병원이라는 장소를 내 인생보다 위에 두지 않았다. 비단 간호사뿐만이 아니라 모든 직업이 이에 해당한다. 회사에 다니는 직장인들은 회사의 이름과 사무실의 명패를 내 인생보다 위에 두지 말아야 한다. 어느 좋은 직장, 어느 높은 명예도 삶보다 더 중요한 것은 없다. 직업에서 나를 독립시키고 나의 시간과 몸의 건강을 찾는 것, 그것이 내 행복의 비결이다. 그리고 나의 이 행복은 내가 만나는 환자에게 전달될 것이다.

정신과 몸의 건강이 기반이 되어
균형 잡힌 일상이 완성될 때 비로소 행복도 따라온다.
그리고 그 행복은 곳곳에서
나를 만나는 사람들에게 흘러갈 것이다.
이것이 바로 행복한 간호사,
행복한 환자를 만드는 첫걸음이다.

Epilogue

간호사, 안녕

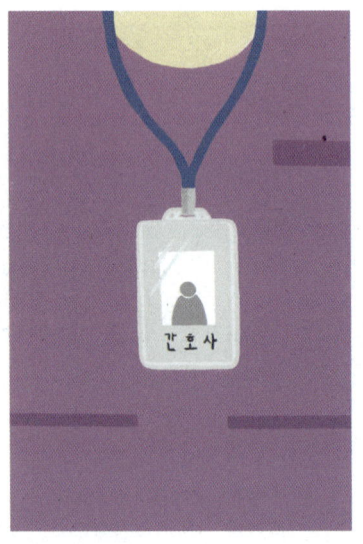

안녕: [명사] 아무 탈 없이 편안함

오늘 인사한 환자들의 침상이 내일 비어있어도 결코 이상한 일이 아닌 암 병동에서의 8년.

오로지 환자들의 안녕을 위해 뛰었고, 내 손으로 많은 이들의 안녕을 함께했다. 수많은 안녕 가운데 내가 가장 감사하는 것이자 동시에 가장 두려워하는 것은, 너무도 특별했을 한 사람의 인생의 마지막 때에 내가 그들의 한 켠에 남는 일이다. 누군가의 찬란한 인생의 마지막 안녕을 건네는 사람이 나였을 순간들에 그들에게 어떻게 대하였는지 되돌아본다. 혹여 그들이 기억하는 이생의 마지막 필름이 나의 짜증스러운 모습은 아니었기를 바라며 말이다.

간호사를 선택한 것에 후회하지 않느냐는 매번 똑같은 질문을 받으면서 나는 단 한 번도 후회한 적이 없다고 단호히 대답해왔다. 진실로 나는 이 길을 걷고 있는 선택에는 한 치도 후회하지 않는다. 하지만 나의 간호는 늘 후회가 남는다. 세상에 완벽한 간호는 없고 매번 퇴근 때마다 '한 번 더 가볼걸, 한 번 더 들을 걸, 한 번 더 물어볼걸'에 대한 후회로 가득하다. 한 칸짜리 병상에서 의지할 곳이라곤 담당 간호사밖에 없는 환자들에게 한마디 더 건네주지 못한 나의 모습들이 늘 후회로 자리한다. 이렇게 날마다 후회하지만, 또 그 후회로 매일 성장하는 직업이 바로 간호사라고 생각한다.

간호사로 살아가며 느꼈던 그 모든 감정과 순간들은 간호사가 아니었다면 결코 마주하지 못했을 것이다. 생명의 최전방에서 보이지 않는 것들과 싸우며 나는 오늘도 환자를 위한 진짜 간호사가 되어가는 중이다. 어쩌면 나는 간호사를 할 수밖에 없는 운명이었던 것 같다. 날마다 성장하고 깊어지는 나의 모습을 보며 내가 간호사임에 늘 감사하다.

많은 이들이 간호사라고 하면 더럽고, 힘들고, 위험한 이른바 3D 직업이라고 말한다. 실제로 일해보니 더러운 일도 하고 힘들기도 하며 위험하기도 한 3D 직업이 맞다. 우리나라의 병원 시스템은 지금까지도 간호사가 일하기 힘든 구조인 것은 분명하다. 하지만 그렇다고 환자를 내팽개치고 나갈 수는 없지 않은가. 우리는 각자의 자리에서 3D다운 일들을 하며 계속해서 개선해 나가는 데에 목소리를 모으고 힘을 합쳐야만 한다. 그 첫 번째 단계는 간호사의 인식개선일 것이다. 3D라고 우리마저 손가락질 한다면 우리는 '3D 직업'으로 낙인찍힐 것이 분명하다.

이렇게 열악한 가운데에서도 나의 수고로 누군가는 '하루'를 얻고, 이에 나는 '행복'을 얻는다. 이러한 선순환으로 임상에서 일하고 있는 간호사들이 행복한 간호사가 되었으면 좋겠다. 내가 간호사를 위해 다양한 영역에서 고군분투하고 있는 이유는 오직 간호사의 행복에 대한 인식개선을 위해서이다. 행복은 생각하는 곳에서부터 피어오르기 시작한다. '간호사는 불행해. 지겨워. 못 할 짓이야.'라고만 생각하지 말고, '나만이 할 수 있는 일, 보람차고 행복해.'라고 생각했으면 좋겠다. 간호사들의 인식이 먼저 바뀌어야만 우리를 바라보는 다른 이들의 생각도 변화될 것이다.

부디 나 자신에게 불행의 딱지가 아닌 행복 딱지를 붙여주기를 바란다.

혹여 내게 다음 생이 주어진대도 나는 어김없이 다시 간호사로 살아가기를 선택할 것이다. 이보다 더 인간을 사랑하고 누군가를 위해 희생하는 숭고한 직업을 아직까지 찾지 못했기 때문이다. 사명감과 책임감 없이는 임할 수 없는 특별한 직업이 분명하다.

그리고 우리가 존재하는 이유는 오로지 환자의 안녕을 위해서다. 세상의 모든 환자 옆에는 언제나, 그리고 반드시 간호사가 필요하다.

부디 환자 옆의 간호사도 함께 안녕하기를 마음 깊이 바라며.

오늘도 우린 환자와 켜켜이 추억을 쌓아 간다.
그 어느 것도 대체 할 수 없는 직업,
나는 대한민국 간호사다.

추천사

 삶과 죽음의 갈림길에 선 암환자들을 매일 맞이하는 혈액종양내과병동 송상아 간호사의 일상에는 따스함과 경건함이 묻어나옵니다. 간호에 대해 방황하고 고민하는 간호사들에게, 또 인생의 어려움을 겪고 있는 사람들에게 '내가 하고있는 일의 의미'를 다시 한 번 되돌아 볼 수 있게 하고, 이 책을 통해 힘과 용기를 얻을 것이라고 확신합니다.

 '행복한 간호사'를 꿈꾸는 현재, 미래의 간호사들은 반드시 이 책을 가까이 두고, 그 안에서 해답을 찾기를 바랍니다.

"내 인생의 성공과 보람, 행복은 내 마음먹기에 달렸다!"

- 중앙대학교병원 간호본부장 **조진경** -

인생의 시작에서 끝, 삶의 희노애락이 공존하는 병원.

그 곳을 24시간 지키는 이가 간호사입니다.

환자와 그 가족과 함께 나누며, 위하고 다독이며 생활하는 간호사의 삶.

늘 밝고 씩씩한 송상아 간호사는 그 삶속에서 자신의 행복을 키워 가고 있습니다.

지치고 힘들 때, 무언가에 기대고 싶을 때, 삶의 의미를 찾고 싶을 때 강력 추천합니다. 살아온 삶을 돌아보는 기회가 될 것입니다.

- 중앙대학교 광명병원 간호본부장 **한수옥** -

추천사

처음 겪은 사망환자의 마지막 순간을 기억하는 것은 간호사에게 어떤 의미로 남을 것인가? 그분보다 무척 어렸을 간호사에게 그 기억의 지문은 어떻게 새겨지는 걸까? 송상아 작가의 글을 읽으면서, 간호사로 내가 처음 마음에 새긴 분을 떠올렸다. 그땐 나도 어려서 죽음이 두려웠지만, 문득문득 그분이 떠오를 때마다 이제는 그분의 평안을 기원한다. 간호사는 흔히 세상을 밝히는 촛불, 나이팅게일로 상징된다. 그러나 송상아 작가의 글 속에 간호사는 아빠라는 커다란 달을 마음속에 띄우고 환자의 마음 구석구석을 비추는 달빛이다.

로맨틱하다.

- 중앙대학교 간호학과 류은정 교수 -

끝없는 아픔과 슬픔을 겪는 환자와 보호자에게 환한 빛을 찾아 내주는 간호사 작가! 병원뿐만이 아니라 우리가 늘 살고있는 지금, 여기의 인생을 한 권의 책에 담아, 결국 '세상은 다시 또 살아가야 할 힘을 낼만 하구나.' 하는 것을 느끼게 해줍니다. 마음속에 깊은 울림을 주는 '낭만 간호사, 낭만 환자를 만나다'로 20년 간호 인생을 되돌아보게 해주셔서 감사드리며, 삶에 지치고 간호사로서 흔들리는 마음이 들 때 이 책을 자꾸만 봐야겠다고 생각하게 됩니다. 누군가를 돌보는 분이라면! 간호사가 되고 싶은 분이라면! 간호사라면! 반드시 한 번쯤은 읽어야 할 강력추천 도서! 입니다.

- 유튜버 RNJIYA -

독일의 철학자 마르틴 부버는 말했다. 세상에는 '나와 너'의 관계와 '나와 그것'의 관계가 존재한다고 말이다. '나와 그것'은 도구의 관점인 것이고 '나와 너'는 인격적으로 마주하는 관계를 뜻하며 참다운 삶을 살기 위해서는 '나와 너'의 관계를 맺어야 한다고 전했다. 인간 대 인간의 인격적 관계가 '나와 너' 서로의 안녕을 바래주는 신뢰와 회복 속 관계임을 가르쳐주었다면 이 책은 마르틴 부버의 사상이 진짜임을 느끼게 해주고 비로소 간호사가 세상을 바꿀 수 있다는 의미를 담은 현대 철학인 셈이다.

작가는 간호사인 '나'와 환자인 '너'의 관계가 자리한 공간을 '절망'이 아닌 '낭만'이라 표현하며 그 공간 속으로 빠져들 수 있도록 충분한 매력을 가지고 있다. 송상아 작가의 글이 어떠한 이유로 대상을 수상하였고 그 의미있는 향기를 널리 퍼지게 하는지 글을 읽어보면 알 것이고, 참으로 마땅하다고 동감할 것이라 생각한다.

- 낭만에 빠진 간호사 **모형중** -

포널스 도서

- 간호사연구소(2022).간호사가 말하는 간호사 자소서 쓰다.포널스
- 강윤숙 외(2019).간호지도자론 2판.포널스
- 권수민(2021).간호사 바라던바다.포널스
- 김경숙(2019).간호사라는 이름으로.포널스
- 김나제스다, 조현(2021).소통 국제 의학용어집.포널스
- 김명애(2020).널스브랜딩.포널스
- 김미연(2019).국제간호사 길라잡이.포널스
- 김민지 외(2019).간호사 독서모임 해봤니?.포널스
- 김보준(2019).사막을 달리는 간호사.포널스
- 김소미(2022).국제간호사 사우디,조지아편.포널스
- 김지혜(2021).신규 간호사 24시-오답노트-.포널스
- 김진선(2020).워킹 간호사.포널스
- 노은지(2019).신규 간호사 안내서.포널스
- 모형중 외(2019).예비간호사 수다집.포널스
- 모형중,김지현(2020).콜라보 핵심간호술.포널스
- 삼성서울병원 간호본부(2020).간호사,행복한 프리셉터 되기.포널스
- 손인혜(2021).간호부.포널스
- 송상아(2022).낭만 간호사.포널스
- 송원경(2021).국제간호사 두바이편.포널스
- 신에스더(2022).간호대학 생활백서.포널스
- 알엔지아(2021).간호사 알엔지아의 병원이야기.포널스
- 암또(2021).암또의 임상노트 Vol 1.포널스
- 암또(2021).암또의 임상노트 Vol 2.포널스
- 여상은(2021).수간호사 어때?.포널스
- 염진영(2021).ARDMS 초음파사 탐구생활.포널스
- 유세웅(2020).아이씨유 간호사-ICU.포널스
- 이정열(2019).극한직업.포널스
- 임진경(2021).응급실간호사.포널스
- 장수향(2018).뉴질랜드 간호사되기.포널스
- 전지선(2021).슬기로운 인공신장실생활.포널스
- 전지선(2022).슬기로운인공신장실 2권.포널스
- 정해빛나(2021).국제간호사 미국편.포널스
- 정현선(2019).간호사가 사는 세상.포널스
- 조원경(2019).꿈을 간호하는 간호사.포널스
- 최영림(2021).간호사,대학원 완성하기.포널스
- 한국간호대학남자교수회(2021).포널스 임상매뉴얼.포널스
- 한동수(2021).간호사 가이던스.포널스
- 한동수,전호웅(2022).간호 알고리즘 2판.포널스